中医药科普知识丛书

# 孩子生病有中医

湖南省中医药管理局　组织编写

主　编　张薇薇
副主编　肖　瑶
主　审　刘百祥　黄　寒　谢爱民

科学技术文献出版社
SCIENTIFIC AND TECHNICAL DOCUMENTATION PRESS
·北京·

**图书在版编目（CIP）数据**

孩子生病有中医 / 张薇薇主编；湖南省中医药管理局组织编写. —北京：科学技术文献出版社，2021.12
（中医药科普知识丛书）
ISBN 978-7-5189-8571-5

Ⅰ. ①孩…　Ⅱ. ①张…　②湖…　Ⅲ. ①中医儿科学　Ⅳ. ① R272

中国版本图书馆 CIP 数据核字（2021）第 224862 号

**孩子生病有中医**

策划编辑：张宪安 薛士滨　责任编辑：钟志霞 周可欣　责任校对：文 浩　责任出版：张志平

| | |
|---|---|
| 出 版 者 | 科学技术文献出版社 |
| 地 　 址 | 北京市复兴路15号　邮编　100038 |
| 编 务 部 | （010）58882938，58882087（传真） |
| 发 行 部 | （010）58882868，58882870（传真） |
| 邮 购 部 | （010）58882873 |
| 官 方 网 址 | www.stdp.com.cn |
| 发 行 者 | 科学技术文献出版社发行　全国各地新华书店经销 |
| 印 刷 者 | 长沙鸿发印务实业有限公司 |
| 版 　 次 | 2021 年 12 月第 1 版　2021 年 12 月第 1 次印刷 |
| 开 　 本 | 850×1168　1/32 |
| 字 　 数 | 105千 |
| 印 　 张 | 6.125 |
| 书 　 号 | ISBN 978-7-5189-8571-5 |
| 定 　 价 | 48.00元 |

# 《中医药科普知识丛书》编委会名单

中医药科普知识丛书

# 《孩子生病有中医》作者名单

主　编　张薇薇

副主编　肖　瑶

作　者（按姓氏笔画排序）

　　　　尹爱晚　田　娜　李治球　肖　瑶　余　君

　　　　张薇薇　陈　曙　周瑾容　韩亚辉　曾孟晖

主　审　刘百祥　黄　寒　谢爱民

# 序　言

　　中医药是我国人民在长期的生产、生活实践中与疾病做斗争所积累起来的经验总结，既是防病治病的医学科学，更是我国宝贵的文化遗产。中医药学是中华文明的一个瑰宝，凝聚着中国人民和中华民族的博大智慧。沧桑几千年，从古至今，中医学形成了独特的生命观、自然观、健康观、疾病观、治疗观，包含着中华民族几千年的健康养生理念及其实践经验，不但护佑着中华民族繁衍生息，而且在当今时代焕发出越来越旺盛的生命力。

　　中医药根植于中国传统文化的沃土，通过历代医家们的不断观察总结，创新发展，形成了我国独特的卫生资源和原创的医学科学，既在疾病诊疗上疗效显著，又在养生保健方面经验丰富。如中医学四大经典著作之首的《黄帝内经》一书中提出的"法于阴阳，和于术数，食饮有节，起居有常"仍是我们今天强身健体、延年益寿的基本原则。中医倡导的"治未病"理论和方法，更是在疾病预防方面具有重大指导意义和实用价值，能在实施健康中国战略中发挥重要作用。

　　当今社会，健康问题已经成为世界各国关注的热点、重点。以习近平同志为核心的党中央高度重视维护人民健康，党的十九大将"实施健康中国战略"提升到国家整体战略层面统筹谋划。中国特色社会主义新时代社会主要矛盾已经转化为人民日益增长的美好生活需要和不平衡不充分的发展之间的矛盾，人民对美好生活的需要就包含对健康生活的需要，没有健康就没有美好生活，健康乃人民幸福之源和根基所在！然而目前我国慢性病高发、新发、再发，传染病时有流行，伤害发生率仍维持在较高水平。民众对健康知识普及率偏低，不健康的生活方式仍较常见。因此健康教育变得格外重要，健康科普势在必行。

中医药来源于民间、民众，深受群众的欢迎和喜爱，向大众传播中医药健康理念和知识，有助于引导群众树立正确的健康观，养成良好的生活方式，从而远离疾病、强身健体，提高生活品质和生命质量。有鉴于此，我局特组织湖南中医药大学第一附属医院、湖南中医药大学第二附属医院、湖南省中医研究院附属医院、湖南中医药高等专科学校附属第一医院、湖南省人民医院等知名中医专家精心编写了这套中医药科普知识丛书，全书作者以自己深厚的专业素养，深入浅出、通俗易懂地阐述了怎样爱眼护眼、养肝护肝、养肤护肤、养心护心、养肺护肺、养骨柔筋，怎样简效急救，如何预防癌症等。全书融科学性、权威性、实用性、通俗性和可读性于一体，看得懂、学得会、用得上，是家庭和个人增强健康意识，加强自我保健的良师益友。

健康出幸福，疾病生痛苦！养生保健、强身健体、科学防病，重在实践，贵在坚持。世上本无长生药，人间自有延

年方！希望这套中医药科普知识丛书，能为广大人民群众的
身心健康、幸福生活尽绵薄之力。


湖南省中医药管理局局长　　郭玉峰

于长沙

# 前　言

中医儿科历史悠久，早在二千四百多年前的春秋时代，就出现了擅长小儿医的扁鹊。发展至隋唐时代，出现了太医署，并专设少小科，与内、外、五官科并列，相当于现代的儿科专科，促进了儿科专业的发展。北宋钱乙是当时最负盛名的儿科医家，他的《小儿药证直诀》创立了儿科五脏证治法则，把小儿生理病理概括为"脏腑柔弱，易虚易实，易寒易热"，至今仍为儿科医家所重视。历经数千年的发展与沉淀，中医儿科学荟萃了中华民族经过实践总结出的优秀小儿养育和疾病防治的丰富经验，并逐步完善，最终形成了自己的理论和实践体系。

中医儿科具有较强的学科特色，治疗手段包括大众熟知的中药内服，还有针刺、艾灸、推拿、耳穴压豆、中药熏洗、中药灌肠等各类中医特色疗法。不仅可以对小儿杂病、慢性病整体调养，还对急症的治疗有独特的优势，"治未病"的中医特色理论运用于增强小儿体质、减少疾病的发生也具有重要临床意义。同时，因其治疗手段众多，可在很大程度上减少小儿打针吃药的痛苦，也可降低抗生素的使用，家长对药物不良反应的担忧可得到缓解。

湖南省中医药管理局关爱广大儿童青少年健康，全力推

## 孩子生病有中医

动中医儿科学发展，积极传播中医儿科科普知识，组织湖南省人民医院中医和儿科专家团队，把中医儿科专业理论知识和大量临床经验进行整理、精炼，编写成老百姓方便学习、容易理解并具有实用性的科普书籍让家长更好更多了解并运用中医理论和技能，在孩子遇到疾病时能正确对待，并遵循儿科医师建议，及时有效防治疾病。

本书从小儿体质特点出发，以中医药问答的形式，罗列了中医儿科常见疾病和家长在育儿方面常见问题130余问，分六个章节进行阐述。除介绍常见病的发病机制、防治方法外，还针对儿童生长发育过程中出现的常见问题答疑解惑，对小儿推拿、按摩、药膳食疗、日常防护等基本技术和方法进行讲解，配有图文解说，具有适应性和可操作性。全体编者从事中医儿科临床诊疗工作多年，诊治经验丰富。在繁忙的临床工作之余共同撰写，希望本书能以浅显易懂的语言、简单有效的方法真正帮助到广大的家长朋友们，运用中医儿科的精髓为孩子的健康成长保驾护航。

感谢湖南省中医药管理局对本书编写工作的指导与支持！

本书编写成员虽尽心竭力，但书中难免有不足和纰漏，欢迎各位专家、同行和广大读者提出宝贵意见。希望本书能对大家有所帮助。祝大家健康！

湖南省人民医院党委书记　唐建明

# 目　录

## 第三章　消化系统常见疾病的防治

## 第四章  小儿肥胖

## 第五章　新生儿胎黄是怎么回事

## 第六章　中医防治儿科疾病的适宜技术

# 第一章

## 中医儿科小常识

# 第一节　小儿体质有什么生理特性?

## 一、脏腑娇嫩、形气未充

脏腑指五脏六腑;形是指形体结构,如四肢百骸、骨骼肌肉、精血津液;气是指各种生理功能。脏腑娇嫩,形气未充,是指小儿处于生长发育时期,其机体结构、形态未发育完全,各种生理功能不健全。对病邪侵袭、药物耐受等抵抗力差。其中以肺、脾、肾三脏不足更为突出。肺脏娇嫩,表现为容易感冒、咳喘、肺炎等;脾不足,小儿容易积食、呕吐腹泻;小儿肾常虚,表现为遗尿,生长发育迟缓等。

## 二、生机蓬勃、发育迅速

小儿脏腑娇嫩,形气未充,但其生长发育迅速,无论在机体的形态结构方面,还是在生理功能活动和智力发育方面,不断发育完善。需要补充各种营养物质,年龄越小,生长速度越快,营养物质需求越多,应合理安排膳食结构,培养良好的饮食习惯。

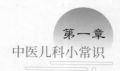

# 第二节　哪些因素容易导致孩子生病?

小儿发病一般由先天因素、外感和内伤等因素导致。在不同小儿的年龄阶段对病因的易感程度也不同,年龄越小对风、寒、暑、湿、燥、火六淫邪气的易感程度越高,年龄越小因乳食而伤的情况越多。

## 一、外感因素

小儿外感因素包括风、寒、暑、湿、燥、火六淫之邪和疫疠(传染病)之邪两方面。小儿身体结构和生理功能发育不完善,易被六淫邪气入侵。如小孩的肺常不足,容易被风邪(风寒、风热)所伤,产生各种肺部疾病。

疫疠是一类传染性强的病邪,引发的疾病发病急、病情重、症状相似、易于流行等特点。小儿抵抗力差,是疫疠邪气所伤的易感群体,易引起传染病的发生和流行。

## 二、内伤因素

小儿内伤因素一般为乳食积滞所伤。如喂养不当、投其所好、饮食营养不均衡、饮食不卫生易导致脾胃病症。过食寒凉食物容易伤脾阳;过食辛热食物容易伤胃阴;过食肥甘厚腻食物容易脾运受损；进食过多过饱又可导致脾胃受损。另外，小儿缺乏卫生常识，容易误食被污染的食物，导致呕吐、腹泻、腹痛、寄生虫病。

## 三、先天因素

先天因素是指小儿出生之前作用于胎儿的致病因素。在母体怀孕期间，因先天禀赋不足，易致出生后智能低下、肢体发育不良等症状，称为"胎弱"。遗传因素是小儿先天因素中的主要病因，父母的基因缺陷可导致小儿先天畸形、生理缺陷等。另外，妊娠期间饮食不调、情志郁结、劳逸失调、外感风寒等，都可能损伤胎儿而致病。

## 第三节　给孩子看病需要把脉吗？

望、闻、问、切是中医诊断疾病的主要方法。在临床上四诊合参，相互配合。小儿由于自身的特点而且婴幼儿不会言语，就诊时常常哭闹，历代儿科医生很重视望诊。切诊包括脉诊和按诊两个方面，也是诊断儿科疾病的重要辅助手段。

## 一、脉诊

小儿脉诊较成人简单，主要有浮、沉、迟、数、有

力、无力这 6 种基本脉象，以辨别疾病的表里、寒热、虚实
（图 1-1 ）。

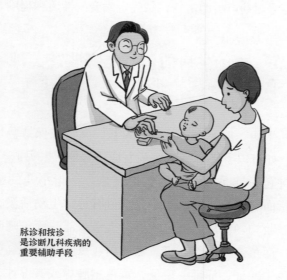

脉诊和按诊
是诊断儿科疾病的
重要辅助手段

图 1-1　儿科脉诊和按诊

## 二、按诊

包括按压和触摸头颈、四肢、皮肤、胸腹等。用手指或
手掌轻轻接触病儿局部皮肤，如额部、四肢等部位的皮肤，
了解肌肤的凉热、润燥等情况；或用手指稍稍用力抚摸局
部，如俞穴、肿胀部位等，查探局部的感觉、疼痛及肿物的
形态、大小等情况；或以重手按压或推寻局部，如胸、腹、

肿物部位，了解深部有无压痛或肿块，肿块的形态、质地、大小、活动程度、肿胀程度、性质等；或用手叩击小儿身体某部，使之震动产生叩击音，来确定病变的性质和程度。

## 第四节　孩子生病的信号有哪些？（神色、食欲、睡眠、排便、手足温度）

小儿生病一般不会自己告诉家长，父母应保持警惕，注意观察。如有以下异常情况，多半是提示孩子生病了。

望神色，就是望小儿的精神气色，神指小儿的精神状态，色指面部气色。健康的小儿双目有神，生动活泼，面色红润，呼吸均匀。反之二目无神，表情呆滞，面色晦暗，呼吸不均。面色主要有红、青、黄、白、黑五色。如红色主热证，青色主寒证、痛证、瘀证，黄色主脾虚或有湿浊，白色主寒证、虚症，黑色主寒证、痛证、瘀证。

观察食欲，包括进食和饮水两方面，如不思饮食伴口臭，多为食积；食欲突然大增，多为胃中有火，没食欲或者厌食，多为脾虚。

观察排便，主要观察大便的次数、质地、形色，肛门排气及小便的量和气味等。

观察睡眠，如嗜睡、昏睡或睡觉时哭闹不止。

观察手足温度，如小儿不发烧，而手脚心发热，或四肢厥冷，不出汗等。

小儿身体出现以上种种，家长应引起重视，及时带孩子就医检查。

## 第五节　如何给孩子喂中药汤药？

众所皆知中药很苦，家长给孩子喂中药时，应采取一些妙招，让孩子把药喝完。有哪些妙招呢？不同年龄阶段的小儿采用的方法有所不同，家长要因人而异。新生儿喂中药，新生儿的味觉没有发育完全，因此可以把中药熬好放在奶瓶里，让宝宝自己吸吮，也可以用喂药器（滴管）给药，直接将中药滴入嘴巴中，新生儿一天的药量约 30 ~ 50 mL，可以分 10 次以上喝完；1 ~ 3 岁的小儿，这个时期的婴幼儿味觉敏感，所以喂中药的方法很重要。中药的温度低于 37 ℃，可以减轻苦味；在不影响药物的疗效，可以在中药汤药中加适量的黄冰糖。这个阶段每天的药量约 100 mL，分 4 ~ 6 次喝完。4 ~ 7 岁的小儿，这个阶段的宝宝自己有服药的能力，家长可以采取讲理、奖励的办法，千万不要采取粗暴打骂的方式。这个阶段每天的药量约 200 mL，分 3 ~ 4 次喝完。在给小儿喂服中药汤药的过程中，切记不要捏着小孩的鼻子，不可强行喂药，让孩子产生恐惧情绪，以免药物呛入气管，导致窒息。

## 第六节 孩子睡觉出汗是生病了吗?

孩子睡觉出汗,家长们很焦虑。很多小儿在睡眠中出汗,尤其是头部出汗,究竟属于生理现象还是病理现象呢?

由于孩子大脑神经系统尚未发育完全,且正处于生长发育阶段,机体新陈代谢快,加上外界因素,有的家长担心宝宝受凉,以自己自身的感觉来衡量孩子的冷热,特别是家里老人带孩子,在睡觉的时候包得严严实实或者宝宝在临睡前进食了热量过高的食物等,孩子新陈代谢旺盛,代谢快,这些都会导致孩子在睡眠中大量出汗,孩子在入睡后 1 ~ 2 小时头部出汗,通常都是生理性出汗;家长应及时帮小孩更换汗湿的衣物或者提前垫好汗巾,避免受凉。

当然也有些是病理性出汗,病理性出汗汗量多,孩子一般会有些伴随症状。一般在安静状态下出汗,或者夜间熟睡 3 小时后头部仍有出汗,如孩子除汗多以外,睡眠的时候不安稳,容易惊醒,考虑佝偻病可能性大,在医师指导下补钙和维生素 D;有些孩子前半夜出汗,后半夜出汗,早晨也出汗,伴有低热,乏力,消瘦,食欲减退等,考虑结核可能性大,及时到儿科就诊;中医讲内热火大的孩子也易夜汗多,每天晚上可能把枕头都汗湿,这些都属于病理性出汗。

孩子睡觉出汗,有些是生理性的家长不要太担心,只要孩子没有其他不适，出汗后适当补充水分，注意不要受凉，随着神经系统发育完善，出汗现象会好转。如果出汗量大，具有以上病理性出汗的特征，应及时带小孩到医院检查，进行相应的处理。

## 第七节　孩子手脚凉热是增减衣物的标准吗?

　　孩子手脚冰凉，不必太过担心，如没有其他不适，是因为孩子太小，神经系统发育不完善，末梢循环差，且小孩体表面积相对较大，具有保暖作用的皮下脂肪层薄，皮肤血管丰富，容易散失热量，加上小孩的血液循环主要集中在内脏，流向四肢的血液相对较少，所以摸着小孩的手脚是凉凉的，这是正常的生理现象。孩子增减衣物，主要是根据孩子自身和周围环境情况而定。判断孩子的衣物穿得是否合适，可以摸孩子的后颈部和后背心处（大椎穴）左右摸一摸皮肤温度（图 1-2），如果此处的皮肤温暖、干燥，表示衣物穿得合适；此处皮肤摸着凉凉的，是宝宝的衣物穿少了，该加衣服了；摸着此处皮肤温热而湿润，是宝宝衣服穿多了。
　　如宝宝有手脚冰凉，同时伴有发热、鼻塞、流涕、打嗝等不适，及时到医院就诊。

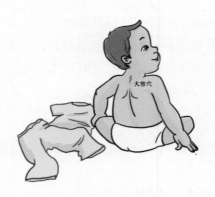

图 1-2　大椎穴

## 第八节　为什么过敏的孩子越来越多?

过敏不是由精神因素所致,而是体内的一种异常反应。婴幼儿最常见的过敏是湿疹,主要原因是对接触物、食入物引起的。过敏是一类疾病,有过敏性皮炎、过敏性哮喘、过敏性鼻炎等,是人体免疫系统异常过度反应,孩子免疫系统不成熟,容易受到过敏的困扰。随着年龄增长,免疫系统日益完善,大部分孩子过敏症状可以消失,也有小部分孩子,过敏会伴随他的一生,就是所谓的"过敏体质",过敏体质与父母是否为过敏体质有明显关系,有明显的遗传倾向。在日常生活中,有些小孩遇到花粉打喷嚏;全身皮肤出现风团、皮疹;喝牛奶过敏等。为什么越来越多的孩子受到过敏的困

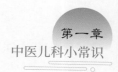

扰呢？哪些因素最容易引发小孩过敏？

## 一、生活环境

我们的生活环境大气污染严重，空气中飘浮着汽车尾气、氮化物、二氧化硫等化学物质和悬浮颗粒等污染物。被污染的空气刺激小孩的呼吸器官，降低小孩呼吸道的抵抗力。使小孩呼吸道过敏的风险增加。甚至有些小孩子在家里，也出现过敏现象，其实我们家中使用的消毒水、空气清新剂、鹅绒被、羽绒服等都会导致小孩过敏。家长尽量给小孩提供安全、舒适、干净的环境。尽量让过敏体质的孩子不要接触花粉、潮湿霉变的玩具、香水、清洁剂、宠物等。

## 二、家庭遗传

过敏体质和遗传因素有关，如果父母亲是过敏体质，那么孩子可能被遗传为过敏体质。过敏体质和孩子自身的身体素质有关，如小孩的免疫力差，容易受到疾病或外界过敏原的影响，产生过敏体质。

## 三、过敏食物

家长平时在给小孩的食物，要注意观察小孩吃完后，是否有过敏现象。假如发现小孩对哪种食物过敏，以后尽量不食该食物，以免小孩再次过敏。比较常见的过敏性食物有：牛肉、海鲜、鸡蛋、牛奶、芒果等。

## 四、其他因素

过早添加辅食，过分清洁，接触毛绒玩具，接触宠物，接触不达标的塑料用品，抗生素的过度使用，花粉尘螨等都可能引发过敏。

应对孩子过敏，预防重于治疗，应做到母乳喂养，健康科学备孕，避免接触二手烟、消毒剂、驱虫剂，保持心情愉快，适龄生育等。

## 第九节　宝宝湿疹，怎么治疗?

宝宝湿疹是一种常见的皮肤疾病之一，也属于过敏性疾病，俗话也被称之"奶癣"，中医称为"湿疮"，是因为先天禀赋不足，肝火内动，脾胃亏虚所致。宝宝湿疹一般分为三型，脂溢型，见于三个月以内的婴儿；渗出型，见于 3 ~ 6 月内肥胖型婴儿；干燥型，见于 6 个月到 1 岁的孩子。那么婴儿湿疹怎么治疗呢? 治疗主要是缓解或消除临床症状，消除诱发和因素，减少和预防复发。对大部分小孩，到医院及时就诊，采取外用药物涂抹患处即可，对于症状较重的孩子，遵医嘱使用口服或注射治疗。

　　婴幼儿湿疹，症见前额，面部布满丘疹样湿疹，有黄色分泌物渗出，或全身处均散见，头面部为甚，以水疱、糜烂、渗液为著，瘙痒不宁。湿疹的治疗，皮肤如有破溃、出水，需要用激素或者抗生素；当皮肤没有裂口，皮肤完整，这时候皮肤干燥容易加重湿疹，予以保湿霜促进恢复；皮肤颜色正常后，可以用润肤露，同时注意皮肤清洁。中医治疗，健脾利湿，养血祛风，清热解毒等为主。

　　患了湿疹的孩子，在日常生活中我们要怎样注意呢？保持皮肤清洁干爽，在给宝宝洗脸洗澡时不要用过热的水，也不要用碱性的洗护用品，用温水清洗即可。宝宝用的毛巾要柔软，经常洗晒，特别注意不要共用毛巾，防止发生交叉感染；宝宝生活的室内环境要注意通风，保持空气清新，房间内的温湿度适宜。宝宝的衣物棉质为宜，柔软宽松；母乳的孩子，妈妈饮食要清淡，避免油腻辛辣刺激及易过敏之物。医师指导下正确用药，宝宝湿疹可以使用的药物种类繁多，千万不要自己盲目用药。家长还要注意帮宝宝剪短指甲，避免孩子挠抓患处，引起皮肤损伤或感染。

## 第十节　宝宝打鼾是病吗？

　　一般情况下，健康的小孩睡觉是不打鼾的，如果小孩睡觉经常打鼾是一种病——鼾症，小孩打呼噜又称小儿鼾症。中医认为主要与肺脾肾三脏有关。主要原因是在睡眠中上呼吸道出现问题，阻塞呼吸道所导致的一种现象，比较常见的腺样体肥大、过敏性鼻炎、扁桃体肥大、鼻窦炎、咽喉炎、睡眠姿势不佳、肥胖等会导致鼾症。小孩生长发育快是因为生长激素的分泌，打鼾时会导致小孩缺氧，导致生长激素分泌异常，从而引起小孩发育异常，影响孩子的身高；脑缺氧还影响孩子的智力发育；长期打鼾张口呼吸引起腺样体面容，即眼距增宽、鼻梁不够高、大龅牙，会导致孩子面容不够漂亮。

很多家长认为小孩打鼾是睡得香，这是一种错误观念。小孩打鼾可能引起小孩行为、身体、心理上的发育异常。如果出现严重打呼噜现象，家长要尽快带孩子去医院就诊，祛除病因，以免影响小孩的生长发育。

# 第十一节　体温多高是发热?

孩子的正常体温是多少？我们一般说一岁以内的体温在37.5℃以内，都属于正常，由于神经系统体温调节中枢尚未发育完全，只是孩子的体温会受环境的影响。也就是说体温的升高不一定是发热，若有短时间的波动，没有其他不适，家长就不应该认为是发热。

人的体温可随昼夜、年龄、性别、活动、药物等出现生理性变化，但其变化的范围很小，一般不超过 0.5 ~ 1.0℃。正常人体温，腋窝温度一般为 36 ~ 37.4℃，那么体温多少算发烧呢?

一般而言,当腋下温度超过 37.5℃,直肠温度超过 37.7℃,口腔温度超过 37.3℃,一昼夜体温波动在 1℃以上可称为发热。以(口温法)为标准,将发热程度分为:低热,体温为 37.5 ~ 38.0℃;中度发热,体温为 38.1 ~ 39℃;高热,体温为 39.1 ~ 41.0℃;超高热,体温为 41℃以上。

发热可分为感染性发热和非感染性发热。感染性发热较多见,主要由病原体引起;非感染性发热由病原体以外的各种物质引起。体温超过 42℃则会导致不可逆的生命危险;体温低于 34℃则会有失温的危险,轻则意识模糊,重则一样有生命危险。

小孩发烧了要及时就诊并进行处理,如物理降温或药物降温等。注意营养和水分的补充,注意有无神志障碍,应给予高热量、高蛋白、高维生素、易消化的流质或半流质食物。鼓励患儿多饮水,以补充高热消耗的大量水分,并促进毒素和代谢产物的排除。出汗较多时,及时擦干汗液,更换衣服,防止受凉。

## 第十二节　宝宝怎么测量体温?

孩子又发烧了,家长应怎样帮宝宝测量体温呢?较大并能配合的孩子可用口表测量,年幼儿一般用肛表或腋表测量。

## 一、腋下测温法

在测量前家长先用纸巾或者干毛巾将宝宝腋窝汗液擦干，将体温表水银刻度甩至 35℃以下，水银端放于腋窝正中，家长用手扶着体温表，让宝宝屈肘过胸夹紧，10 分钟后取出。正常值是 36.0 ～ 37.4℃。

## 二、肛门内测量法

这种方法测量最准确，但对宝宝的生理刺激性大。测量肛温时，家长要先用润滑油或甘油，润滑肛表水银端，将已润滑的肛表插入肛门，插入长度婴儿 1.5 厘米，幼儿 2.5 厘米。插好后家长一定要用手扶好体温表防止滑落或折断，3 分钟后取出，正常值是 36.5 ～ 37.7℃。

## 三、口腔内测法

口表只适用于能配合的年龄大的宝宝，将口表水银端斜置于宝宝舌下热窝（舌下热窝是口腔中温度最高的部位，在舌系带两侧），告诉宝宝把嘴巴闭上，千万要告诉宝宝不能用牙咬，用鼻子呼吸，3 分钟后取出。正常值是36.3 ～ 37.2℃。

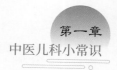

## 四、耳温枪式温度计

根据婴幼儿特点，在家庭中最为简便的方式建议用耳温枪式温度计。

## 五、额温枪

额温枪测得的额头温度仅供参考，不能作为医疗判断的依据，如发现体温异常，需要使用医疗温度计进一步测量，家中最好不要用额温枪。

## 六、禁忌

此外，家长在测量体温前，先检查体温表有无破损。婴幼儿、口腔疾患、张口呼吸等禁忌口温测量。腋下有创伤、炎症、消瘦夹不紧体温计者禁忌腋温测量。腹泻、肛周皮肤破损者禁忌肛温测量。体温表用完后用 75% 的酒精消毒备用，切忌将体温表加温消毒或用热水冲洗，以免损坏。

## 第十三节　孩子总尿床是一种病吗？

大一点的孩子尿床，让做家长的既担心又烦恼，很多父母不知道这是否是由疾病引起的，担心会影响孩子的生长发育等。引起小孩尿床的原因很多，并不是所有的尿床都是疾病。比如，小孩白天玩耍的时候过度疲劳，夜间睡着后容易出现尿床；有的孩子是因为睡前大量饮水等。如果 4 ~ 5 岁以上的孩子频繁出现尿床，多数是由疾病引起的，中医认为，小孩子尿床是因为肾气不足，脾肺气虚等原因引起的，家长应及时带孩子到医院就诊。一般来说，宝宝在 1 岁或 1 岁半时，就开始能在夜间控制排尿，尿床的概率大大减少；有些孩子在 2 岁或者 2 岁半后，还只是能在白天控制排尿，晚上仍尿床，这也是正常现象，大多数孩子 3 岁后夜间就不再遗尿。

如果小孩有尿床的现象，家长不要责骂和羞辱孩子，这样会给小孩造成心理伤害。经常尿床的孩子往往胆小、敏感、易于兴奋或过于拘谨，所以家长们要多陪伴、多鼓励小孩，要帮孩子树立信心，及时找出孩子尿床的原因，帮助孩子及早不再尿床。

## 第十四节　孩子晚上哭闹不止是受惊吓了吗？

小孩不睡觉、哭闹不止，有如下几种情况：

生理性哭闹，如孩子尿湿了，没有及时更换尿布，孩子饿了、渴了，或进食过多引起积食、腹胀不适，室内温度过高或者过低，都会使孩子感到不安，及时消除不良刺激，孩子可以安静入睡。

环境不适，有些孩子黑白颠倒，白天睡眠时间过长、晚上不睡、喜欢开灯睡觉、需要父母陪伴等，调整睡眠时间及良好的沟通可以改善。

疾病影响，从出生后到一岁以内的孩子，常见的原因有：①维生素 D 的缺乏，神经系统易兴奋引起；②消化不良引起肠痉挛、腹痛；夜晚哭闹不止；③还有些小孩是因为受到了惊吓，受到惊吓的孩子会出现眼眶发青，手指指纹发青，不愿与人接触等表现。惊吓的表现通常是在睡眠中自主神经功能紊乱，从而引起晚上哭闹不止。这种情况，可以在睡前进行捏脊的方法来调整。每日睡前，从尾椎开始向颈椎部位，反复捏提脊柱两侧的皮肤，每天晚上睡觉之前捏提 5 ~ 7 次，连续进行 3 ~ 5 天小儿惊吓的症状会得到改善（图 1-3）。对于哭闹不止严重的小孩应及时看医生，家长们不要自己擅自盲目用药。

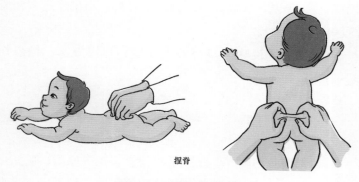

捏脊

图 1-3　小儿睡前捏脊

# 第十五节　夜啼有些什么表现?

夜啼症是婴儿时期最常见的一种睡眠障碍,指小孩晚上睡觉的时候出现间歇性哭闹或者持续不已,或者每夜定时哭泣,甚则通宵达旦,白天能安静入睡。本病多见于初生婴儿及 6 个月内的婴儿。婴儿不明原因的啼哭,是否伴有发热、口疮、肠胀气等,家长应密切观察,做出相应的处理。夜啼的小孩由于睡眠不足易导致生长发育受影响。夜啼包括生理性和病理性。

生理性啼哭:如饥饿、口渴、太热、太闷、尿布潮湿、白天过度兴奋等,通过安抚,更换尿布,调节冷暖,啼哭即止。

病理性啼哭:如发热,佝偻病(缺钙),绕虫病,骨和关节结核,鼻塞,腹痛,口腔炎,中耳炎,扁桃体过大妨碍呼吸等。

中医认为,夜啼大多与心火旺盛、脾胃虚寒、惊恐伤神、伤乳伤食有关。

## 一、心火旺盛

心热常因孕妇脾气急躁或平时饮食辛辣等原因,胎儿出生后蕴有胎热,使心火上炎、心经积热导致心神不宁。表现为啼哭烦躁，睡喜仰卧，面赤唇红，小便短赤，大便秘结，指纹紫滞等。

## 二、脾胃虚寒

脾寒常因孕妇体质虚寒，胎儿出生后先天禀赋不足，或母乳喂养的孩子母亲贪食凉饮，或腹部受凉。表现为啼哭声低，睡喜伏卧，腹喜按摩，面色青白，口中气冷，四肢欠湿，不愿吃奶，大便溏泻，指纹淡等。可以用生姜、葱白与盐炒热或者艾叶姜粉炒热布包熨小腹，防止烫伤。

## 三、惊恐伤神

小儿心气未充，突受惊吓，则神志受扰，心神不宁而啼。表现为睡中突然惊醒而啼哭（有时为听到响声后），紧偎母亲怀中，面色乍青乍白等。

## 四、伤乳伤食

喂乳或进食不当，脾胃受损导致腹痛、腹胀，心神受扰。表现为时常啼哭，口臭，腹部胀满，不欲饮食，烦躁不安等。

# 第二章
# 呼吸系统常见疾病的防治

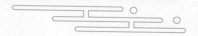

# 第一节　感冒

## 一、从哪些迹象可以看出来孩子感冒了？

　　儿童抵抗力弱，容易感受外邪从而患上感冒，但由于儿童表达能力差，往往不能明确说明自己哪里不舒服，婴儿更是不能表达，因此家长应该对小孩的感冒症状有所了解，这样才能及时发现病情，尽快送医就诊。那么从哪些症状可以判断孩子感冒了呢？从症状来看，儿童患感冒往往出现呼吸道症状，如鼻塞、流涕、打喷嚏等，紧接着可能出现咳嗽，甚至诱发呼吸急促等，也就是说当小孩突然出现较为频繁的流鼻涕及咳嗽等症状时，家长应该警惕孩子可能感冒了。当然有的小孩也会表现为以消化道为主的一系列症状，如食欲不振、呕吐、腹痛、腹泻等，也就是我们常说的"胃肠型感冒"，这时家长也不能忽略。婴幼儿感冒时，最先表现为突发的高烧，同时伴有烦躁不安、易哭闹，皮肤出现红疹，有的患儿甚至发生惊厥抽搐，此时家长应迅速判断，及时就医。另外从发病过程来看，如果小孩在出现类似于感冒症状前，有明确的着凉、淋雨、饮冷或者与其他感冒患者有密切接触时，家长更应考虑孩子可能感冒了。小儿感冒虽然不是什么大病，但小儿病情发展较快，不及时治疗就会引发其他的健康问题，严重的感冒有时可能引起心肌炎、肾炎，甚至危及生命，因此家长们应该引起重视，平时注意保持室内空气流通，及时给孩子增减衣物，让孩子安静休息，尽量吃清淡易消化的食物，多观察孩子的精神状态。

## 二、什么是风寒感冒，什么是风热感冒？

风寒感冒是因风吹受凉而引起的感冒，秋冬季节发生较多。其症状主要表现为恶寒重、发热轻、无汗、头痛身痛、鼻塞流清涕、咳嗽伴吐稀白痰、口不渴或渴喜热饮，舌苔薄白。一般治法应以辛温解表为主。治疗上常选用麻黄、荆芥、防风、苏叶等解表散寒之品。家庭护理方面患儿需要多喝温水，清淡饮食，避免辛辣刺激性食物。同时家长可以通过给患儿喝红糖生姜汤或用温水足浴以达到帮助患儿祛除寒气的目的。

风热感冒则是外感风热毒邪引起的，多发生于夏季，其症状主要表现为发热、恶风、鼻塞为主，可伴有咽干、咽痛、乏力、烦躁、口渴、大便干燥等，舌苔薄白微黄。中医治疗以清热解毒，疏散风热为主。治疗上常选用金银花、连翘、板蓝根、薄荷等辛凉解表之品。针对这种感冒，家长也可以根据孩子病情选择一些中成药，如四季抗病毒口服液、抗感颗粒等。对于症状较轻或感冒后期，家长也可以选择如薄荷粥、贝母沙参蒸雪梨等食疗来减轻患儿症状。

薄荷粥：鲜薄荷30克（干品15克）煎汤，粳米100克煮粥，粥将成时加入薄荷汤与适量冰糖，再煮1~2分钟，凉后食用。

贝母沙参蒸雪梨：将雪梨1个去皮去核，把贝母6克、沙参10克、薄荷2克及冰糖适量填入，合起放在碗内加水蒸熟，早晚分食，连吃数日。

## 三、为什么孩子经常感冒、发烧、咳嗽？

从中医角度来讲，小儿的生理特点为脏腑娇嫩，形气未充，即小儿正处于生长发育初期，其机体脏腑的形态尚未成熟、各种生理功能尚未健全，对病邪侵袭、药物攻伐的抵抗和耐受能力比较低，所以小儿比成人更容易感受外邪侵袭，从而出现如感冒、发热、咳嗽等症状。且小儿脏腑娇嫩，虽指五脏六腑之形、气皆不足，但其中又以肺、脾、肾三脏更为突出，这一方面是由于小儿此三脏发育不全，也是由于小儿处于生长发育旺盛阶段，对水谷精气的需求较成人相对迫切，所以对肺气宣发、脾气运化、肾气生发的要求更高，也更容易表现出肺脏娇嫩、脾常不足、肾气常虚的生理病理特点。而在五脏六腑中，肺为华盖，居体腔脏腑最高位，也最易感受外邪。而小儿有"肺脏娇嫩"的特点，卫外功能较弱，最易被风寒、风热邪气所伤而产生各种肺系疾病。且由于小儿身体发育不完全，鼻腔里鼻毛不够浓密，鼻黏膜又非常柔嫩，导致了黏膜腺分泌不足，鼻腔呼吸时抵抗不了外来邪气的侵袭，病邪乘虚而入，损伤肺卫。无论是从口鼻入，还是从皮毛受，均先犯肺，因此小儿时期最易患感冒、咳嗽、哮喘等肺系疾病，且肺系疾病为儿科发病率较高的一类疾病。

## 四、怎样判断孩子是普通感冒还是肺炎？

我们说，当孩子只是普通感冒时，家长不必过于担心，加强日常护理，调整饮食，注意休息，可能不用服药孩子也能痊愈。但如果是肺炎，那处理方法可就不一样了，有的甚至需要住院治疗。那么家长该如何判断孩子只是普通感冒还是肺炎呢？总的来说，感冒属于上呼吸道感染，肺炎属于下呼吸道感染，肺炎在病情上相对较重。从症状上看，感冒往往表现为鼻塞、打喷嚏、流鼻涕，轻度的咳嗽、咽痛等，伴或不伴有发热，即便出现发热也相对较容易控制，且以上症状一般 3～5 天后会减轻甚至自愈，孩子的精神状态和食欲也不会受到影响；而肺炎则主要表现咳嗽、咳痰，伴有发热，且多为 38.5℃以上的高热，发热较难控制或易反复。因此，如果孩子发烧病程超过 5 天以上，药物难以控制，家长们可能需要警惕孩子可能患有肺炎。另外，患有肺炎的孩子，由于高热、剧烈咳嗽等，会出现食欲减退、烦躁不安、嗜睡且易醒，小宝宝可能出现拒奶，严重者还可能出现呼吸困难、气促、嘴唇发绀，吸气性三凹征（吸气时胸骨和锁骨上窝，肋间隙明显凹陷）等症状，而普通感冒一般不会出现呼吸急促等表现。需要注意的是新生儿肺炎时症状可能不明显，有的甚至不会出现发烧咳嗽的症状，所以非常容易被家长忽略。

## 五、普通感冒和流行性感冒怎么区分？

普通感冒也就我们常说的"感冒"，多由感受风邪（风寒、风热、暑湿之邪）所致，也称"伤风感冒"，是急性上呼吸道病毒感染中最常见的疾病，可以发生于任何季节，多发生于冬季。其主要病原体有鼻病毒，其次为副流感病毒、腺病毒、柯萨奇病毒及呼吸道合胞病毒，常易合并细菌感染。普通感冒起病较急，早期主要表现为鼻部症状，如喷嚏、鼻塞、流涕，初起为清水样鼻涕，2～3天后变稠变黄；可伴有咽痛、咽痒、咳嗽等；一般无发热及全身症状，或仅有低热、头痛。普通感冒大多为散发性，不引起流行。普通感冒多呈自限性，一般5～7天痊愈（图2-1）。

流行性感冒简称流感，是由流感病毒引起的急性呼吸道传染病，发病率较高，易引起暴发性流行或大流行，病原体为甲、乙、丙3种类型流行性感冒病毒，主要通过空气飞沫传播。在中医学中属于"时行感冒"，多由感受"时行疫毒"所致。临床上有急起高热、乏力、全身肌肉酸痛、眼结膜炎明显和轻度呼吸道感染症状，虽有自限性，但老年人及伴有

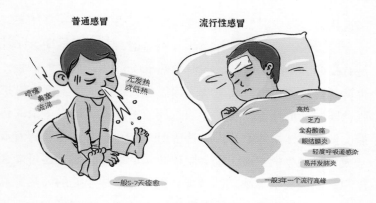

普通感冒　　　　流行性感冒

喷嚏
鼻塞
流涕

无发热
或低热

高热
乏力
全身酸痛
眼结膜炎
轻度呼吸道感染
易并发肺炎

一般5~7天痊愈

一般3年一个流行高峰

图 2-1　区别小儿普通感冒与流行性感冒

慢性呼吸道疾病、心脏病者易并发肺炎。流感的最主要特点是流行，可引起区域性、全国性，甚至世界性的大流行，因此流行是临床医师诊断流感的主要根据。由于流感病毒抗原性变化较快，人类无法获得持久的免疫力。因此，每一年发生流感的病毒株，或病毒血清型往往是不同的，一般 3 年一个流行高峰，发病人数多，全身症状严重，影响健康和劳动能力。患者以小儿与青年多见。

## 六、感冒发烧了应该捂汗吗？

我曾经看见过一个 1 岁的孩子体温 39.5℃，当时气温 20℃，家长给孩子穿着棉衣，还有厚的外套。到医院后测温度 39.8℃，建议家长推掉厚的外套，家长表示不理解。很多家长认为，发烧时要盖厚棉被、穿厚衣服，闷出一身汗来烧才会退得快。但其实这种说法并不靠谱。在感冒早期，尤其是有畏寒、寒战的时候，此时散热低于产热，适度的保暖，也就是捂汗，可以升高机体表面温度，促进皮下毛细血管扩张，同时开放汗腺，有助于通过汗液的蒸发，排出多余的热能。但随着体温的上升，尤其达到39℃以上，如果还盖着被子或者穿过多的衣服，则会阻碍热量的散发，而且还可能会出现胸闷、头晕等缺氧的表现，很可能造成小儿的高热惊厥等严重的后果。所以当体温升高到39℃以上时要及时地把被子掀开，给孩子喂水，适当提高室内温度，服用退热药物，而且可以用温热的毛巾擦浴，带走身上多余的热量。

## 七、孩子感冒吃点小柴胡冲剂就好了吗？

小柴胡颗粒是中药里面的经典方剂，是一种中成药冲剂，临床上常用于治疗小儿感冒，且属于非处方药，很容易就能购买到。但是虽然小柴胡颗粒可以用于治疗小儿感冒，但是医生不建议家长自行购买这种药物让孩子服用。首先，小柴胡颗粒有其明确的适应证，主要作用是解表散热，疏肝和胃，用于外感病，邪犯少阳证，症见寒热往来、胸胁苦满、食欲不振、心烦喜呕、口苦咽干等，但小儿感冒有时病症比较复杂，服用小柴胡颗粒不一定对症，尤其是小柴胡颗粒不适合风寒感冒的人服用，所以不属于此证候且没有以上症状的是不适合服用的；其次小柴胡颗粒的说明书上明确写明儿童、孕妇、哺乳期女性、年老体弱者，需要在医生指导下服用。

所以家长不要认为中成药制剂不良反应小，就可以随便购买给孩子服用，中药、中成药讲究的都是辨证施治，应该在医生指导下进行对症治疗。另外，在服用小柴胡颗粒期间也应该要注意：忌辛辣、生冷、油腻食物；不宜在服药期间同时服用滋补性中成药；同时注意补充维生素类食物，如新鲜水果、蔬菜、谷类等。

## 八、孩子受凉了应该怎样预防感冒？

我们在前面说过小孩脏腑娇嫩，容易感受外邪而患感冒，尤其是形体受寒，或饮食生冷时，就容易损伤肺卫，感染风寒。但如果发现孩子已经着凉，家长该如何预防感冒呢？首先当然是要及时保暖，有的家长给孩子保暖的重点在于胸部和腹部，往往忽略了足部，很多农村的小孩甚至习惯光着脚丫在地上跑，要知道脚距离心脏最远，血液供应少，脚背脂肪薄，保暖性能差，对寒冷最为敏感，这就是老百姓常说的"寒从足下起"，所以如果脚着凉，可能会影响全身健康。故当发现孩子着凉时，除了常规保暖外，我们可以用生姜熬水，用温热的生姜水（注意不要烫伤）泡脚 10～15 分钟，要注意泡脚时水量要没过脚面为宜，泡后双脚要微微发红，最好能微微发汗，这样可以起到预防感冒的目的。同时还可以给孩子喝生姜红糖水，偏小的孩子可以喝热牛奶或温水。

## 九、宝宝感冒了能自己好吗?

小孩感冒能否自愈与孩子的抵抗力、病情程度和症状有关。如果孩子平时抵抗力较强，而感冒症状较轻，只有轻微的咳嗽、鼻塞、流鼻涕，精神状态良好，胃口没有明显的下降，没有剧烈的咳嗽、咳痰、头痛、腹泻等症状，一般只需要家长加强调护，注意给孩子保暖，保证充足睡眠，多喝温水，加强营养，多吃新鲜的蔬菜和水果，即使不用药感冒也会慢慢自愈。但是如果孩子平时抵抗力比较弱，而感冒症状比较严重，如出现发热、咳嗽咳痰、呼吸急促，尤其孩子精神状态不好，拒奶、纳差、烦躁不安，这种情况下感冒不能自愈，而且可能越拖越严重。此时建议孩子尽早到医院儿科就诊，根据医院检查检验结果，在专科医生指导下给孩子采取对应的药物治疗，孩子的感冒才会更好更快的恢复。

## 第二节　肺炎喘嗽

### 一、什么是寒咳，什么热咳?

从病因和症状上来看，寒咳是由于寒邪犯肺，肺卫功能失调，肺失宣降而导致的咳嗽，多见于冬春两季，其症状特点为咳声重、咳白稀痰、气促、咽喉干痒、流清涕，或伴有畏寒，多无汗而发热，为低热，脉浮紧，舌淡红苔白等。热咳则是因为外感火热之邪，或风寒入里化热，热灼津液，肺失清肃而引起咳嗽，以夏秋两季多见，其症状特点为咳嗽剧烈、声音嘶哑、咽喉疼痛、有黄鼻涕、黄黏痰及舌红苔黄等。治疗上，寒咳治以疏风散寒、宣肺止咳，具体方剂可以用三拗汤合止嗽散加减，中成药可选用杏苏止咳糖浆、小青龙口服液等。热咳治疗当以疏风清热，宣肺止咳为治，可选用麻杏石甘汤加减。中成药可选用止咳枇杷露、蛇胆川贝液、三蛇胆川贝露等。起居调摄方面，寒咳应保持小孩的居室空气清新，温度、湿度适当，定时开窗，通风换气，注意观察天气变化，随气候变化及时增减衣服，夏季尤其注意不要贪凉饮冷。热咳与寒咳一样，家长同样要注意孩子居室的卫生，冷暖、干湿适度，尤其防止烟尘及特殊气味的刺激，通滞注意清淡饮食，不要吃辛辣刺激油炸之品。

## 二、孩子一咳嗽，就喂止咳药？

咳嗽是儿科呼吸系统最常见的症状，通常可能伴随咽痛、咽干、耳痛、流涕、发热、胸痛、咳痰、呼吸困难等症状。许多家长会认为"咳嗽是个病"，发现自己孩子咳嗽时，往往第一时间就是喂止咳药，就医时也会主动要求医生赶紧

给孩子上止咳药，如果咳嗽止住了，那病就好了，而如果用
药后孩子仍然咳嗽就会觉得药物效果不佳，医生医术不行，
甚至还会引发医患矛盾。首先我们需要了解什么是"咳嗽"，
咳嗽其实是人体一种保护性的反射动作，能使呼吸道的炎症
分泌物"痰"尽快排泄出来。凡是呼吸道有炎症或受到了不
良气味（如烟尘）的刺激，都会引起咳嗽这个动作，从而保
护身体。其次家长需要了解咳嗽背后可能存在各种复杂的原
因，如呼吸道感染、呼吸道受压及物理阻塞、吸入刺激性气
体、变态反应和自身免疫性疾病等都会引起咳嗽，了解这些
原因有助于家长更快地判断孩子病情，更好地改善症状，而
不仅仅是止咳而已。以痰液潴留导致的咳嗽为例，痰潴留可
能造成支气管阻塞、痉挛，引起气喘和呼吸困难，同时痰液
是病菌良好的培养基，痰液积聚易加重感染，痰液黏附在支
气管黏膜上，不断刺激产生咳嗽。此时，"咳嗽"的重要性就
凸显了，它是呼吸系统抵御气道异物的有力武器——作为一
种反射性的保护机制，能帮助清除黏液或异物，保持呼吸道
通畅，阻止感染扩散。又如当各种刺激物进入气道时，位于
呼吸道的感受器迅速会发现，报告给咳嗽中枢，中枢将会下
达指令，接到指令的呼吸肌、膈肌和气管平滑肌立刻行动起
来，产生"咳嗽"，将吸入气道的刺激物赶出。可见咳嗽有多
重要。如果家长盲目应用镇咳药，镇住咳嗽的同时，外来刺
激物和痰液也将长驱直入。

### 三、孩子咳嗽迁延不愈是百日咳吗？

首先我们来了解一下什么是医学上的百日咳？百日咳是一种由百日咳杆菌引起的急性呼吸道传染病，其临床特征为咳嗽逐渐加重，呈典型的阵发性、痉挛性咳嗽，咳嗽终末出现深长的鸡鸣样吸气性吼声，病程可长达 2 ~ 3 个月，开始类似一般的伤—旦咳嗽，10 天以后症状明显，咳嗽非常痛苦，不咳则已，一旦咳嗽则连声不断，重复发作多次，直至咳出大量稠痰或呕吐为止，重者可出现大小便失禁、反复抽搐、逐渐加重的呼吸困难，甚至窒息而死。由于咳嗽时间较长，故有百日咳之称。百日咳之所以引起广泛的关注，最主要的一个原因就是传染性极强，一般儿童在接触了感染病毒之后，其发病率高达 90%，尤其是 5 岁以下的孩子病死率也非常高。但是近年来，随着国家疫苗规划中规定儿童必须接种白百咳疫苗，该病的发病率得到了有效的控制。由此可见，医学上的百日咳跟民间俗称的"百日咳"有所不同，民间说的百日咳通常就是指咳嗽的时间很长，但也可能是由其他多种原因引起的。例如，我们常见的除了病毒和细菌的感染，还有肺炎支原体感染，不但感染本身会造成慢性咳嗽，同时肺炎支原体也可以通过免疫参与方式，发生免疫紊乱和失调，使得呼吸道变得脆弱敏感，从而导致咳嗽迁延不愈；另外，原本有湿疹或者有过敏性鼻炎家族史的孩子患了急性上呼吸道感染后，在病毒感染得到控制后，仍然可以诱发孩子过敏的记忆免疫应答，使得气道的炎症持续存在，导致气道高敏感性，也很容易出现慢性咳嗽。

## 四、孩子发烧真的会烧坏脑子吗？

经常会听到家长，尤其是老一辈的人说，小孩子高热会烧坏脑子。那这种说法是对的还是错的呢？其实，我们家长要知道，发烧是很多疾病的一种外在表现，小孩子发烧大多是由于受到病毒或者细菌侵袭引起的。当病毒或细菌进入人体后会产生毒素，进而会影响体温调节中枢，使原本恒定的体温标准被调高，从而出现发烧的症状。也就是说家长可以把发烧看成一种警讯，告诉我们有病源入侵了，而就发烧本身而言相当于制造一个不利于病毒及细菌生存的高温环境，也算是人体自我保护的一种机制。由此可见，发热只不过是表象，看似洪水猛兽，实则一只披着狼皮的羊，其本身并不会"烧坏脑子"。但有的家长又会有疑问，明明自己的孩子就是在发烧时出现了惊厥、抽搐，甚至发烧后会变得傻傻呆呆的，这又如何解释呢？有一些中枢神经系统疾病，如病毒性脑炎、化脓性脑膜炎临床表现为发热，此类发热一般为高烧，如果不及时救治，可能会出现如癫痫、脑瘫、智力障碍、肢体运动障碍等神经系统症状，但家长应当要清楚，导致这些"烧坏脑子"症状出现的其实是疾病本身，也不是由发烧导致的。那么又会有家长问，那我怎么知道导致孩子发热的疾病是不是那些神经系统疾病呢？如果是，那还是有"烧坏脑子"的危险啊！我们反复强调，发烧只是症状，家长不能仅仅关注发烧这一个症状，还应关注发热时间的长短、高低，以及孩子的饮食、睡眠、精神等情况，尤其是精神状态，孩子虽然发热，但精神良好，能吃能睡能玩，那大可不必过于担心；但如果精神状态差、纳差、反复哭闹，甚至双目无神、行为异常，就应及时就医。因此，面对孩子发烧，家长应冷静仔细观察孩子的病情变化，不急于去医院，也不急于自行喂退烧药，如果只是低热（38.5℃以下），孩子的精神、食欲都没有明显变化，家长可以尝试一些物理降温的方法，如多喝温水、温水擦浴，以及退热贴等。38.5℃以上的发热家长可以选择给小孩服用如布洛芬混悬液、小柴胡颗粒、小儿双金清热口服液等药物来控制体温。

## 五、孩子发烧时为什么会惊厥甚至昏迷？

小儿高热特别容易引起惊厥，这是因为小儿大脑发育还不够完善，一经高热刺激就可使脑细胞缺氧、水肿和兴奋性增高，从而导致抽搐。典型的高热惊厥最常见于4个月~5岁的小儿，惊厥多发生于高热的12小时内，表现为突然发病，意识丧失，头向后仰，眼球固定上翻或斜视，面部或四肢肌肉呈阵挛或强直性痉挛。惊厥持续在10分钟之内，不超过 15 分钟，发作后很快清醒。患儿多伴有呼吸道和消化道感染，而无中枢神经系统感染及其他脑损伤。小儿高热惊厥是小儿时期比较常见的儿科急症，它分为单纯高热惊厥和复杂性的高热惊厥，单纯性的小儿高热惊厥一般不会留下后遗症，因为这种单纯性的高热惊厥，大部分抽搐时间不会很长，3～5分钟就会自然地缓解，这种情况下大脑缺氧的时间比较短，预后良好，对孩子的智力、学习行为都不会有影响。但也有一部分孩子抽搐会进入持续状态，或者反复发作的高热惊厥，这种长时间或反复多次的抽搐都会加重脑组织的缺氧，从而造成脑细胞不可逆性损伤，会引起神志不清、嗜睡、昏迷等，即便抽搐得到控制也可能会遗留后遗症，比如智力低下，行为异常，言语障碍等。总而言之，小儿发热的体温越高，持续时间越长，就越容易出现高热惊厥。

## 六、孩子高热惊厥，用什么办法急救？

在上个问题中我们提到了小儿高热惊厥的原因、典型症状和反复高热惊厥所带来的危害，也知道小儿发热的体温越高，持续时间越长，就越容易出现高热惊厥。那么作为家长，如果发现自己的小孩出现高热惊厥，我们应该怎么做呢？首先最主要的当然是尽快控制惊厥，我们可以把孩子挪到通风的地方，让孩子躺下来，为了避免因呕吐物而造成窒息，应该让孩子保持侧身俯卧，将头偏向一侧。在这个过程中家长应时刻注意保持孩子呼吸道的通畅，可以解开衣领，用软布或手帕包裹压舌板或筷子放在上、下磨牙之间，防止咬伤舌头。同时用手绢或纱布及时清除孩子口、鼻中的分泌物。然后家长可以用手指捏或按压孩子的人中、合谷、内关等穴位，通过刺激穴位来达到控制惊厥，促进苏醒的目的。惊厥控制以后，紧接着就应该要控制体温，可用通过冷敷、退热贴、温水擦浴、服用或塞肛使用退热药等方法来降温，需要注意的是，当惊厥未控制之前，切忌口服退热药以免导致误吸。等孩子恢复意识后还应送往医院进一步查明惊厥的原因。另外，当孩子持续抽搐 5 ~ 10 分钟以上，家长采取急救措施后仍不能缓解，或短时间内反复发作，提示病情较重，此时也必须紧急送医就诊。在就医途中，应该将孩子颈部伸直保持气道通畅。切勿将孩子包裹太紧，以免口鼻受堵，造成呼吸道不通畅，甚至窒息死亡。

## 七、肺炎喘嗽是不是都要输液？

很多家长听到孩子患有肺炎就非常担心，认为一定需要输液治疗，以为这样才是最快最有效的方法。其实不然。要知道，90% 的肺炎都是不需要输液治疗的，无论是细菌还是病毒感染，只要是轻症肺炎，都不用输液。首先家长要知道，静脉输液并不是最好的治疗方法，肺炎患儿之所以选择输液是因为静脉输液的吸收率可达到 100%，能够更快更好发挥药效，同时通过补液、维持水电解质平衡来弥补儿童肺炎期间因饮食下降导致营养物质的摄入不足。

但是静脉给药，也容易出现如过敏、静脉炎、微血管血栓等不良反应，且更容易产生耐药性。其次，家长要学会判断什么样的肺炎才需要输液治疗。对于肺炎轻症患儿，其症状只是轻微的咳嗽、咳痰，没有发热，胸部 CT 提示肺部炎症病灶较小，可以口服抗生素抗感染治疗，7 天后复查胸部 CT，了解病灶吸收情况。而如果出现持续发热、咳嗽、咳痰比较严重的则需要输液治疗，根据血培养、痰培养结果，选择敏感抗生素抗感染治疗。如果感染不能控制，会出现重症肺炎、呼吸衰竭而死亡，要给予对症支持治疗，如吸氧、维持水电解质酸碱平衡等。期间还要注意多饮水，多休息，避免熬夜。而且对于重症肺炎的孩子，如果体温下降至正常 24 小时之后，并且体征比较平稳，呼吸困难、咳嗽症状减轻，那么输液就可以停了，改用口服药物继续治疗即可，没必要一直输液。

## 八、为什么宝宝总得支原体肺炎？

支原体肺炎（又称原发性非典型性肺炎）是由支原体感染引起的以间质病变为主的急性肺部感染。临床上常表现为发烧反复不退，且伴有顽固性剧烈咳嗽的症状。很多家长只听说过病毒和细菌，不明白支原体是什么，其实支原体既不是病毒，也不是细菌，而是一种特殊的病原微生物，大小介于细菌和病毒之间，是能够独立生活的病原微生物中的最小者，与黏液病毒大小相仿，且没有细胞壁，故作用于细胞壁的头孢菌素类和青霉素类药物对其无效。

目前肺炎支原体已成为儿童呼吸道感染，尤其是社区获得性肺炎的常见病原体之一。有家长反映，宝宝得了支原体感染后就经常反复，难以痊愈。其实对于支原体肺炎，通过敏感的抗生素治疗可以使其彻底治愈，且复发率相对较低。但有的家长因为怕吃多了药对孩子影响不好，一旦孩子烧退了或咳嗽减少了，就停止治疗，导致治疗不彻底，支原体仍可持续存在于呼吸道分泌物中，这样不仅加大了其复发率，也可能产生混合感染，所以在治疗支原体肺炎时，家长一定要遵照医嘱，治疗满疗程，切忌自行停药。另外，由于支原体抗体最少要维持半年左右才能转阴，所以会让家长误以为是复发了，但实际上未必。

## 九、新入幼儿园的宝宝如何预防感冒？

许多家长发现，很少生病的孩子自从上幼儿园后就经常感冒发烧甚至老跑医院，除了在幼儿园中容易产生交叉感染外，还因为从家庭到幼儿园，有些宝宝对环境的适应能力不足，无论是环境的变化，还是宝宝心理的变化，都影响了宝宝自身抵抗力的发挥。有些家长担心宝宝生病，把家里卫生搞得很干净，还经常对宝宝接触的物品进行消毒，使宝宝对于外界正常环境下的常见病菌抵抗力减弱，这样上幼儿园后，由于接触的人或物较多，就容易感染细菌病毒而感冒。那么新入幼儿园的宝宝该如何预防感冒呢？

首先家长在宝宝上幼儿园之前，要给宝宝做好充分的心理建设，如快入园前多带宝宝去幼儿园看看，参与园方组织的入园前活动，多跟其他小朋友玩耍，多说上幼儿园的好处，也可以提前了解幼儿园的一日生活制度，及时调整宝宝作息时间，让宝宝可以很快适应幼儿园的生活。入园前家长还可以锻炼宝宝自己进食、穿衣的能力，因为入园后不太可能给宝宝喂饭，如果宝宝不会自己进食，营养跟不上，自然抵抗力会下降。平时家长可以多带孩子参加户外运动，如跑步、轮滑、游泳、篮球等，都是孩子可以参与的体育活动，通过加强锻炼来提高免疫力。同时家长也需要随时关注天气变化，及时给宝宝增减衣服，幼儿园的书包里也需要多给宝宝备几套衣服、隔汗巾等。

另外，加强幼儿预防感冒的常识也非常重要，让孩子懂得预防感冒的基本常识，如出汗后不要立即脱衣服、不要吹空调，不要贪玩淋雨，吃饭前一定要洗手，在幼儿园记得多喝水等。如果发现宝宝从幼儿园回家有着凉迹象，可以给孩子多喝温水，或喝姜汤、热牛奶、热水泡脚来预防感冒，这些我们在之前预防感冒的章节中讲过，就不详细讲述了。

最后要说的是，家长要坚持每天送孩子上幼儿园，并且尽量养成在幼儿园吃早饭的习惯，千万不要因为宝宝上幼儿园容易生病，就不送孩子上幼儿园了。

## 第三节　哮喘

### 一、孩子咳嗽时伴有气喘，是哮喘吗？

哮喘也称支气管哮喘，是一种以慢性气道炎症和气道高反应性为特征的异质性疾病，以反复发作的喘息、咳嗽、气促、胸闷为主要临床表现，常在夜间和（或）凌晨发作或加剧。如果孩子出现咳嗽伴有气喘，这个时候就需要家长鉴别一下。如果孩子是逐渐发病的，比如，说先出现咳嗽，几天后慢慢开始有点气喘，这种情况可能是支气管炎引起的喘。支气管炎是由于感染了细菌、病毒或支原体这些微生物导致了气管的痉挛，除了伴有炎症、咳嗽、咳痰外，有时也会伴有气喘，而这并不是哮喘，而是由感染引起的，使用抗生素症状能明显缓解。那么有一部分孩子同样是咳嗽伴有气喘，但症状是反复地发作，没有感染的征象，或者吃抗生素不能控制症状，这个时候就需要考虑是哮喘的可能。此时需要去医院呼吸科就诊做进一步的检查，如完善肺功能的检测看是不是有可逆性气流受限和气道高反应；还要做过敏原的检测，因为哮喘大部分是由于过敏引起变态反应，这样可以帮助我们确诊到底是不是哮喘。当然，需要注意的是，即便只有咳嗽没有气喘，也可能是哮喘，临床上称咳嗽变异性哮喘，这是儿童慢性咳嗽最常见的原因之一，以咳嗽为唯一或主要表现。通常咳嗽持续＞4周，常在运动、夜间和（或）凌晨发作或加重，以干咳为主，不伴有喘息；无感染征象，或经较长时间抗生素治疗无效；经使用抗哮喘药物诊断性治疗有效；排除其他原因引起的慢性咳嗽；或在医院经支气管激发试验、变应原检测等检查明确诊断。因此，当孩子咳嗽持续超过4周，且具有明确的时间特色，同时又有过湿疹病史或爸爸妈妈及家中长辈有过敏史时，请家长记得及时带宝宝去医院就诊。

## 二、什么是寒哮，什么是热哮？

哮喘对应中医的哮病，中医认为哮病发作的基本病理变化为"伏痰"遇感引触，痰随气升，气因痰阻，相互搏结，壅塞气道，气道挛急，肺气宣降失常，引动停积之痰，而致痰鸣如吼，气息喘促。若病因于寒，素体阳虚，痰从寒化，属寒痰为患，则发为寒哮；寒哮多有咳嗽、鼻流清涕、喉间哮鸣、气急喘促，痰少色白多沫，形寒无汗，口不渴，饮食乏味等症状。通常是指没有呼吸道感染的单纯哮喘发作，如吸入过敏原、刺激性气体引起的哮喘发作。病因于热，素体阳盛，痰从热化，属痰热为患，则发为热哮。热哮发作见发热面红，渴喜冷饮，鼻流浊涕，咽红，气喘胸闷，呼吸增快，痰黏色黄，身热不宁，口渴汗出等症状。通常认为热哮是合并有呼吸道感染的哮喘急性发作。寒哮治疗宜宣肺散寒，化痰平喘，中医经典方剂有射干麻黄汤。热哮治疗宜清热宣肺，化痰定喘，中医经典方剂有定喘汤。

## 三、小儿哮喘是先天不足吗？

儿童哮喘的发生少数是因为先天不足，也就是有家族遗传过敏因素，先天性免疫功能低下，大部分是因为后天孩子挑食营养不均衡，作息无规律，缺乏锻炼，或在发生感冒、支气管炎、肺炎后没有彻底治好，有的是生活环境污染较重等因素导致的。中医也认为哮喘的发作，既有外因，也有内因，内因是因为肺脾肾三脏不足，一方面与先天禀赋不足有关，如父母体质欠佳或父母生育年龄过大，也与患儿后天失养，肺脾肾功能亏虚有关；外因是因为感受外邪，接触异物、异味等，痰阻气道所致。临床中发现哮喘患儿多表现有寒性症状。中医有"形寒饮冷则伤肺"的说法，其大致意思是导致机体虚寒，体质及免疫力下降的原因主要有：食生冷瓜果、冷饮果汁等；夏季吹空调较多；使用过多寒凉药物，如常服具有清热作用的中成药等，而这些多是后天因素。后天失调、机体虚弱、腠理疏松，卫气不固，不能适应外界气候环境变化，易为外邪侵袭，外邪侵袭首先伤肺，若反复发作，气阴俱伤、可波及脾肾。脾虚则运化失调，积液成痰，痰阻气道则呼吸不利；肾为先天之本，主纳气，摄纳失司，则气不归根，从而三脏功能失调，病情加重。因此，重视后天的调摄，扶住孩子的"正气"，才是控制和预防哮喘发作的关键。

## 四、孩子哮喘发作时父母可以做什么？

对于哮喘患儿来说，当哮喘发作时，需要家长保持冷静并及时做出正确的护理，以避免哮喘发作时给孩子带来健康危害。我们前面说过，哮喘多由过敏因素诱发，当处于规律治疗病情稳定的孩子突然哮喘发作时，家长应考虑此原因，并迅速使患儿脱离过敏原。同时，家长也要安慰患儿情绪以解除其心理压力。因哮喘发作时，患儿会伴有恐惧、烦躁、不安，这些精神因素可促使其发作和加重症状，家长可通过语言和抚触患儿来达到舒缓患儿压力的目的。当然最重要的是及时给予解痉平喘用的吸入用气雾剂，以迅速缓解支气管痉挛，所以家中有哮喘患儿的家庭，一定要备足药品，且要放在能随时拿到的地方。同时可辅以揉按相应穴位来增强平喘的效果，如天突穴（位于人体颈部，当前正中线上，两锁骨中间，胸骨上窝中央）、膻中穴（仰卧平躺时两乳头连线的中点）、合谷穴（位于第 1、第 2 掌骨间，当第 2 掌骨桡侧的中点处）等，按压时要用指腹按揉并做环状运动，应控制揉按力度，避免伤到喉咙及皮肤（图2-2）。如果患儿出现口唇发紫说明已经缺氧，家中备有氧气机的可在家中吸氧，调整吸氧浓度为25% ~ 40% 即可。如果家中没有氧气机，或者哮喘发作较重，甚至出现持续状态时，必须尽快送到医院救治。

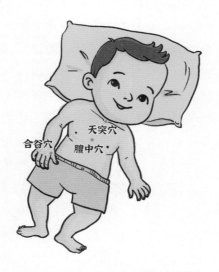

**图 2-2　揉按穴位增强平喘效果**

## 五、怎样避免患儿哮喘急性发作？

前面我们说了孩子哮喘发作时家长该怎么做，当然其中更重要的是怎样避免哮喘的急性发作，也就是中医常说的"治未病"，在疾病发作前提前做好预防。儿童哮喘的发作一般都有触发因素，包括呼吸道感染、剧烈运动、接触冷空气或者接触过敏原等，所以家长平时要注意孩子每次发作时候的诱因，且尽量减少与诱因的接触。首先家长一定要减少哮喘患儿呼吸道感染的机会，尽量避免带孩子去人多、环境复杂的公共场所，减少跟外界致病菌和病毒的接触。对于家中有哮喘患儿的家庭，家长要为孩子提供良好的生活环境，尽量避免有害气体的侵害，如二手烟、香烛、油漆、杀虫剂、香水、厨房油烟机等刺激性气味都可能成为孩子发病的过敏原，家中也尽量不要养容易掉皮屑或毛发的宠物，如猫、狗等。还有一些孩子因为运动而诱发哮喘，因为运动过度容易导致过度换气从而诱发哮喘发作，此种情况需要家长带孩子去医院做全面的评估，在运动之前可以适当地给予药物把气道炎症和气道高反应性控制住，之后可以尝试参加一些有氧运动，如慢跑或者快步走等，每次 30 分钟，慢慢增加运动量，保持规律的作息。此外，哮喘患儿的大哭、大笑、大闹都容易导致的过度换气从而诱发哮喘发作，所以保持患儿的情绪稳定也很重要。最根本的方法还是规范、合理、个体化的治疗，而且要定期到医院找医生做随诊、调整治疗，评估孩子的病情控制情况。

## 六、何种体质更容易患哮喘？

由于哮喘这种疾病与过敏有着密切的关系，所以过敏体质的人相对容易患哮喘。首先，在儿童时期如果长期接触某些过敏原，有可能会增加哮喘的发病率。其次，气道敏感的人容易患哮喘，如外界的特殊气体、冷空气等的刺激就可引起气道的高反应从而诱发哮喘发作。还有家族遗传人群，也易患有哮喘，需要格外重视，做好防治，减少疾病危害。另外有的父母本身虽然没有哮喘，但是他们可能有其他的过敏性疾病，如皮肤过敏或过敏性鼻炎等，这些过敏倾向也会传给下一代，使他们较容易患上哮喘。经常服药的人也是哮喘病的高发群体，主要是因为药物刺激，容易导致患者气道不适，出现胸闷、气急的情况。此外还有因为职业原因，需要长期接触化学物品，也会增加哮喘的发病风险。尤其是从事黏合剂和聚氨酯硬泡沫塑料生产的人，患有此病概率较大，所以此类人一定要注意做好自我防护，减少化学药物刺激，保障自身健康。

## 七、哮喘的孩子日常怎样保养？

家有哮喘患儿，日常保养非常重要。首先是饮食养护，哮喘患儿应注意进食不宜过咸、过甜、过腻、过饱，不宜过激（如冷、热、辛、辣等）、不宜进食容易导致过敏的食物（如鱼虾蟹等海鲜、香菜、牛奶、芒果、桃子等）。要及时去医院查过敏原，根据过敏原的检查结果来调节饮食结构。平时要鼓励孩子多饮水，有利于促进痰液的排出。其次是运动养护，适当的锻炼能够提高心肺功能、增强耐力可减轻哮喘发作的严重性，但剧烈的运动又容易诱发哮喘发作，所以家长们要根据自己孩子的体质状况选择正确的运动方法。患哮喘的小孩一般活动耐力较差，应该选择不太剧烈的运动，如游泳、慢跑等；而短跑、足球、篮球等冲刺或对抗性较大的运动不适合哮喘患儿。运动也应该循序渐进，以免诱发哮喘，应该从夏秋季开始，慢慢增加运动量及运动时长。此外还要注意哮喘患儿的情绪管理，因为焦虑、抑郁、紧张等负面情绪也会导致哮喘的反复发作，所以要保持稳定且良好的情绪，尽量给孩子营造一个良好的生活环境及学习氛围，减少压力，增强个人的信心。在平时的日常生活中，要特别注意防寒保暖，尤其是每年冬天及早晚温差较大的时候，家长一定要及时给患儿添加衣物。在衣物选择方面，尽量选择纯棉质地的衣物，孩子的贴身被褥及床单要经常晒洗，减少尘螨及霉菌滋生。患儿卧室既要保持一定的温度和湿度，也要经常开窗通风，保持空气的流通。

## 八、小时候哮喘，长大了会自然好吗？

有家长发现，不少哮喘患儿到十二岁之后，尤其是青春期后症状会自然的减轻或消失。便认为，儿童哮喘随着年龄的增长会自愈。但其实并不是这样的。虽然，小时候哮喘长大以后有一定的概率会好，这是因为哮喘具有明显的异质性，也就是在每个患者身上表现并不完全相同，包括发病的具体诱因、症状，病情的演变过程及预后。因此，有极少部分的患者小时候得了哮喘，但由于症状较轻，在及时控制住了发病诱因等前提下，加上随着年龄的增长，抵抗力增强，长大之后就未再发作过，也就是所谓的"好了"。但由于哮喘是一种具有气道高反应特点的慢性气道炎症性疾病，且是由遗传因素和环境因素相互作用的结果，尤其是其遗传因素无法根除，所以在理论上是无法根治的。大多数患儿到了青春期，随着免疫力增强，体内抗体大量增加，哮喘症状自然减轻消失或得以控制，这其中有成长的自然原因，更是在发病过程中及时采取正规治疗措施和不断巩固疗效的治疗结果，而并非自愈。所以对于哮喘患儿来说，及时的药物干预和避免接触哮喘诱发因素是非常重要的，而且越早干预越好，而不是仅仅靠随着孩子的成长增加的抵抗力，这样非但不会自愈，还会增加哮喘治愈的难度。

## 九、宝宝有哮喘，可以养宠物吗？

哮喘的宝宝家里是不是能够养宠物，多数情况要看引发哮喘的过敏原。由于哮喘是一个慢性过敏性的疾病，而有很多孩子对动物的皮毛、分泌物、身上的螨虫等出现过敏的情况，从而出现咳、喘等呼吸道症状。如长毛的狗、猫、兔子，还有一些有羽毛的，像小鸟、禽类多容易造成过敏的情况，尤其是猫的致敏性及其所释放的内毒素远高于犬类，即使把猫送走，其产生的过敏原仍可在室内存留 6～9 个月。那么对动物过敏的孩子，建议不要养这些宠物。有的孩子家里非要养一些小动物，建议可以养些水生的，像鱼、小乌龟都可以。如果家中已经养了长毛的宠物，建议家长做到以下几点：①尽量不要让宠物进入卧室；②尽量不要让宠物毛发沾染家具；③经常用吸尘器清扫房间，保持室内清洁；④尽量在室外给宠物梳理毛发，减少在室内脱落毛发的数量；⑤勤给宠物洗澡，减少螨虫和其他寄生虫的滋生。总之，家长应根据宝宝的具体情况选择合适的宠物，或尽量不养宠物。

## 第四节　鼻炎

### 一、孩子一出门去公园就打喷嚏、流鼻涕，是生病（感冒）了吗？

有家长反映，说自己的小孩儿只要去公园玩就会打喷嚏、流鼻涕，然后回来就开始喂感冒药或带孩子去医院看病。其实孩子在这种情况下出现打喷嚏、流鼻涕，不一定是感冒，也有可能是孩子有过敏性鼻炎。我们知道，公园里相对而言花草树木会比较多，有的还会有些小动物，加之游客比较多，人流量大，空气中的花粉、尘螨等也会增多，而这

些都有可能成为诱发过敏性鼻炎发作的过敏原，所以孩子才
会出现打喷嚏、流鼻涕等症状，并不是感冒了。而这种由于
过敏引起的打喷嚏、流鼻涕，往往会在孩子脱离过敏原后症
状自行缓解，也就是有时家长发现，当带孩子回家后，打喷
嚏、流鼻涕的症状就自然消失了。此时家长应及时带孩子去
医院耳鼻喉科就诊，做过敏原筛查及过敏性鼻炎的相关检
查。当然也有可能因为在公园游玩时由于着凉或者出汗后没
有及时更换衣服而出现打喷嚏、流鼻涕等症状，此时回家后
症状不会自然消失，如果没有及时做保暖护理还有可能进一
步加重，那么此时家长因考虑孩子可能是感冒了，那么就要
按照感冒给予相应的治疗措施或及时就医。

## 二、孩子鼻炎反复发作，中医可以根治吗？

中医能否根治过敏性鼻炎是大家比较关心的问题。首先
大家需明确过敏性疾病多与患者自身体质有关，即中医常说
的"正气"，正气不足、抵抗力低下的人更容易患病或疾病更
容易反复，故一般认为过敏性鼻炎不能根治。西医治疗过敏
性鼻炎主要是抗过敏及对症治疗为主，而中医则在改善患者
体质方面更具优势，通过中药的调理，可在一定程度上改善
患者的体质，从而避免鼻炎的复发。中医认为，小儿鼻炎的
发生，多与小儿脾肺气虚、卫表不固有关。孩子自身正气不
足，风邪乘虚而入，犯及鼻窍，邪正相搏，肺气不得通调，

因此经常出现流鼻涕、鼻塞、咳嗽等症状。而中医中药，可以通过辨证施治，达到益气健脾、调补肺肾、祛风散寒的功效，通过中药内服外治综合提升患儿的正气，已达到祛邪外出的目的，正所谓"正气存内，邪不可干"。所以，对于过敏性鼻炎，无论是西医还是中医都只能是控制其症状，且只有将两者有效地结合，才能更好地提高患儿的抵抗力，减少其复发。

### 三、孩子鼻炎鼻塞严重，经常张口呼吸，可以怎样调理？

孩子患有严重的鼻炎，尤其晚上睡觉时就会出现鼻塞、张口呼吸，并会出现打鼾等症状。除了及时带孩子去医院小儿耳鼻咽喉科就诊，按时规律服药外，生活中的日常护理也非常重要。①给小孩一个整洁的居住环境，居室里经常带湿除尘，开窗通风，保持空气新鲜，避免宝贝吸入刺激性的气体；②不给小孩吃辛辣食物、烹炸食品及海鲜，多吃新鲜蔬果，多饮白开水和果汁，使鼻分泌物软化，减少呼吸道分泌物的堵塞；③带小孩到户外活动，锻炼身体，增强机体防御能力，但要注意不带小孩去花草树木茂盛的地方；④避免小孩接触尘土、螨虫、真菌等过敏原，不要让宝宝亲近猫、狗、鸟等宠物，宝妈们也尽量不使用香水或香气很浓的化妆品，有条件的家庭可以使用空气净化器；⑤注意孩子的清洁卫生，避免挖鼻等不良习惯，若鼻腔分泌物过多，平时可以

用热水、蒸汽物化给小孩薰鼻，或用温的生理盐水给孩子冲
洗鼻腔。做到以上几点，能更有效地控制孩子鼻炎的发作。
当鼻炎发作时，家长也可以通过简单的面部穴位按摩来缓解
鼻炎发作症状。如用双食指来回地搓鼻梁两侧的上下，共搓
200下，搓揉到鼻梁有发热的感觉；用双食指尖揉按"迎香"
（鼻翼根部正侧方的小凹陷处）穴，共揉动200下；用大拇
指和食指上下揉按左右手的"合谷"（拇指与食指分叉的凹陷
处）穴200下。

## 四、孩子过敏体质，牛肉、羊肉、香菜等都是发物吗？

我们在平时看病时，常会听医生提到"不要吃发物"，
但"发物"具体指什么很多人并不了解。中医学认为，"发物"
是能引起人体阴阳平衡失调，诱发或加重某些疾病之物。凡
食性与病性相同者，皆为发物，就是说寒性食物诱发和加重
寒证，热性食物能诱发和加重热证，所以皆可认为是发物。
按照发物性能大致分为六大类：一是发热之物，如葱、姜、
花椒、胡椒、羊肉、狗肉等；二是发风之物，如虾、蟹、
鹅、鸡蛋、椿芽、香菜等；三是发湿热之物，如饴糖、糯
米、猪肉等；四是发冷积之物，如西瓜、梨、柿等各种生冷
之品；五是发动血之物，如海椒、胡椒等；六是发滞气之
物，如羊肉、莲子、芡实等。照民间的经验，羊肉、牛肉、

香菜等都被认为是发物，因此过敏体质的人群不宜吃这些食物。按照发物性能看，以上食物属容易发热、发风之物；另外像牛肉、羊肉中含有大量动物激素或异性蛋白成分，这些激素在进食之后对人体的内分泌、神经系统会有激发或兴奋作用，而异性蛋白则会容易产生变态反应，从而诱发一些疾病的发生。至于有过敏体质的孩子能不能食用以上食物，首先得看孩子的体质或者发病诱因是否也属热、属风，如果与食物同性，那最好避免食用；另外对于过敏体质的孩子最好去医院做过敏原检测，如果过敏原检测结果明确指出牛肉、羊肉、香菜是造成孩子过敏的过敏原，那当然也不能食用。但如果以上这些食物与孩子的发病诱因不同性，又或者孩子虽然是过敏体质，但对于以上食物并不过敏，那即便是"发物"，也是可以食用的，毕竟对于过敏体质的孩子来说，均衡营养、增强体质也尤为重要。

## 五、过敏性鼻炎需要过敏原检测吗？

孩子患有过敏性鼻炎需要去医院做过敏原检测吗？这需要视情况而定。我们知道过敏性鼻炎通常是因为人体与过敏原接触后产生过敏反应，继而发生过敏症状。如果孩子过敏性鼻炎发作并不是很频繁，发作症状较轻，一般情况下不需要查过敏原。但家长要注意孩子的日常护理，平时尽量带孩子多锻炼身体，加强营养，提高免疫能力，以减少过敏性鼻炎发作。但如果过敏性鼻炎发作频繁，症状较重，已严重影响了孩子的正常生活，建议家长带孩子去正规医院做过敏原测定。检查的方法主要是抽血化验，也有皮肤点刺试验。通过检测可以明确对哪一些物质过敏，这样家长在日常生活中尽量避免孩子接触这些物质，这样可以有效预防过敏性鼻炎的发作。其次，明确过敏原对于疾病的治疗也具积极作用，比如，通过抽血查过敏原，发现对尘螨过敏时可以进行脱敏治疗，医生可以根据孩子病情选择舌下含服药物进行脱敏治疗，遵照医嘱坚持治疗可达到治愈的目的。所以，抽血查过敏原是治疗过敏性鼻炎非常重要的步骤。家长不要因为嫌到医院做检查麻烦而耽误了孩子的诊治。

## 六、鼻炎能贴三伏贴，三九贴吗？

三伏贴是一种中医传统疗法，是根据中医冬病夏治理论制定的，并结合了中医针灸、经络与中药学优点的综合疗法，其以中药直接贴敷于穴位，经由中药对穴位产生微面积化学性、热性刺激，达到治病、防病的作用。三伏贴通过刺激穴位和疏通经络，起到固本扶阳和祛除病邪的作用，对于在冬天经常发作或遇寒症状加重的慢性疾病，如慢性支气管炎、支气管哮喘、过敏性鼻炎等，有很好地治疗和预防效果。就过敏性鼻炎来说，三伏贴可以有效刺激局部的穴位，提高局部血液循环，增强新陈代谢，使炎症快速消退，从而有效缓解鼻炎发作时的症状。另外三伏贴可以鼓舞人体正气，增强人体免疫力，规律的三伏贴治疗可以有效地提升机体免疫功能，从而减少过敏性鼻炎发作的频率和控制发作时的症状。而"三九贴"是"三伏贴"治疗的延续，对患有过敏性鼻炎等慢性呼吸道疾病患者而言，结合两者治疗疗效更佳。值得注意的是，无论是"三伏贴"或是"三九贴"，首先治疗要满疗程效果才会更好，我们一般建议患者每年三伏天和三九天进行贴敷治疗，连续治疗三年者效果更佳；另外，对于病情严重或急性发作者，在一段时间仍然需要西药规律治疗，密切附诊。

## 七、鼻炎的孩子中医病因是什么？

首先我们要知道，鼻炎是西医的病名，中医中并没有鼻炎一说，其对应中医的"肺虚"，因为中医有"肺开窍于鼻"的说法，即肺通过鼻与自然界相贯通，肺之经脉与鼻相连，肺的生理和病理状况可由鼻反映出来。中医说"治病求本"，可见鼻炎之本在于肺虚，当肺气虚弱时，容易遭受外邪侵袭，肺气奋力抵抗鼓邪外出，故出现打喷嚏、流鼻涕等症状。所以说鼻炎的发作与小孩体质差，抵抗力低下有关。知道了鼻炎的本质，那鼻炎的诱因又有哪些呢？首先是感受风邪，因为小孩体质较弱，除肺气虚损外，也有脾胃亏虚，常易感受风邪，这是中医所说的中风鼻炎，常见症状有见风就打喷嚏，遇冷就淌鼻涕，流眼泪，有时鼻鸣，或有干呕，鼻子总是半边通，半边不通，活动时通，一躺下鼻子就塞住了。还有一种是感受寒邪，或是孩子本身胃阳不足，容易受凉，这是中医所说的伤寒鼻炎，常见症状是孩子体型高瘦，不长肉，不容易出汗，两个鼻孔长期不通气，睡觉时张口呼吸，常感觉头疼，头胀，眼睛胀痛。这两种鼻炎在治疗时除了调补肺气外，还需要注意顾及脾胃之气。另外，中医说小孩是纯阳之体，脏腑功能较为旺盛，精力充足，所以小孩的很多病理特点都是属于热性的，鼻炎也如此，即使是外受风寒之邪，如果没有及时祛邪外出，就有可能入里化热，形成热化性鼻炎，此时患儿可见鼻塞伴有头痛，流浓稠黄涕，抠鼻子时会出现流鼻血，伴有口臭，嘴唇增厚增大等。

## 八、中医治疗儿童鼻炎的方法有哪些？

中医治疗鼻炎疗效确切，除了口服中药辨证论治外，还可以结合针灸、按摩等方式，同时还可以配合药物病灶介入，以及中医药膳、食疗，不仅可以缓解鼻炎症状，还可以调节患儿体质，标本兼治。其中中药辨证论治需要带孩子去医院就诊，医生通过了解患儿的症状，结合舌脉诊开出针对患儿病症的方剂。针灸按摩治疗就是针对鼻周及归肺经经络上的穴位进行针刺、按摩治疗，这些治疗都是由专业医师来完成，简单的可由家长自己在家中实施的按摩方法我们会在后面详细介绍。此外还有我们前面说的综合了中药、针灸治疗特点的贴敷疗法，如三伏贴、三九贴等。另家长们还可以用中药给孩子进行鼻腔熏洗，可用防风 15 克、辛夷 15 克、苍耳子 15 克、薄荷 10 克、白芷 10 克、菊花 10 克、蒲公英 10 克、细辛 5 克，将这些中药材放进药罐中熬制，需要加入 400 ~ 500 毫升的水，水开后再小火熬煮半小时即可。熏洗的温度为 40℃，熏洗的方式就是让孩子用鼻子吸入热蒸气，早晚各一次，连续 1 周。对于孩子还可以采取药膳，如抗敏粥，原料：乌梅、五味子、白芍、银柴胡、防风、苍耳子各 9 克，粳米 100 克，大枣 8 枚。制法：先将乌梅、五味子、白芍、银柴胡、防风、苍耳子洗净并浸泡半小时，大火煮沸后改小火煮 15 分钟，去渣取汁；将粳米、大枣洗净，加入药汁中，再酌加清水共煮至米烂即成。每日 1 剂，分早晚 2 次服食。适用于过敏性鼻炎发作期。屏风粥，原料：黄芪 30 克，防风 9 克，大枣 8 枚，粳米 100 克。制法：将黄芪、防风洗净，水煎去渣取汁备用；将大枣、粳米洗净，同置锅中，加入药汁及适量水，共煮至米烂粥成。每日 1 剂，分早晚 2 次服食。适用于素有过敏性鼻炎病史，体质为肺气不足者，缓解期服用。

## 九、按摩哪些穴位可以预防鼻炎反复发作？

前面我们说到中医按摩对防治鼻炎有良效，那么我们可以选择哪些穴位进行按摩，又有什么简单易行的方法能让家长在家中就能给孩子进行操作呢？让我们一起了解一下。①迎香穴（鼻翼两旁凹陷处），按揉方法：将双手中指指肚压在迎香穴上用力按揉一分钟左右，以有酸疼感为佳。②搓揉鼻准（俗称鼻尖），揉搓方法：用左右两手中指指腹同时夹紧鼻准，用力揉搓一分钟左右，以鼻腔内有火热感为佳。③按揉印堂穴（两眉正中间），按揉方法：将双手中指指腹同时按在两眉中心，并用力按揉一分钟左右，以产生酸疼感为佳。在揉按以上穴位之前，可先将双掌用力搓热，接着以左右两手的中指指腹同时夹紧鼻梁两侧，并顺着鼻梁用力向上推至神庭穴（发迹边沿），紧接着又向下推至鼻翼旁，一上一下为一次，须快速推 100 次为宜，使鼻腔内有温热感为佳（图 2-3）。

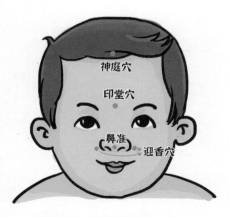

图 2-3　按摩穴位预防鼻炎

# 第三章

# 消化系统常见疾病的防治

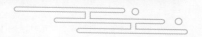

# 第一节　厌食

## 一、家中孩子是吃饭困难户，是一种病吗？

孩子活泼可爱，可是一到吃饭就让我们很苦恼。要么是边玩边走边吃，要么需要电子产品的协助，花费的时间很长。孩子是吃饭困难户有很多原因：

很大程度上是父母没有科学喂养，如没有养成良好的吃饭习惯，为了让孩子多吃一些，绞尽脑汁讨好孩子，满足孩子提出的条件，如看手机、喂饭、玩玩具等；有些孩子吃饱了，父母要求孩子必须按量吃完；没有培养好的餐桌礼仪；孩子专注一件事情时，硬拉着吃饭。

也有一部分是因为厌食所致。厌食时因为脾失健运，脾胃亏虚所致，是小儿时期的一种常见病症，特点是较长时期厌恶进食，食量减少，这种病可以发生于任何季节，当夏天暑湿最重的时候，会使孩子的厌食加重。各个年龄的儿童均可发病，以 1～6 岁为多见，城市儿童的发病率较高。孩子除了食欲不振外，一般无其他不适。所以当孩子长期不爱吃饭的时候，建议带孩子去医院看看。

## 二、孩子不爱吃饭有哪些原因？

引起孩子不爱吃饭的原因有很多，一是从喂养方面来看，儿童消化吸收功能尚未发育完全，如果家长缺少育婴保健知识，婴儿期未按期添加辅食，或者一味追求高营养的饮食，让孩子吃了很多油腻的、煎炸类的食品，超过了他正常的消化吸收能力，或者对于孩子过于偏爱，纵容孩子偏食，让孩子吃了很多零食，或者饮食不规律，饥一顿饱一顿，或者让孩子吃太多滋补品，这些都会损伤孩子的消化吸收功能，导致厌食；或有些孩子天生消化功能不好，出生后又失于调养，也会使孩子不爱吃饭；当孩子突然受到了惊吓或打骂，或者想要的东西总是得不到满足，或者碰到周围环境的变化，这也会影响孩子的心情，进一步导致孩子厌食。二是孩子吃了某种食物真的不舒服，导致过敏，出现呕吐、腹泻，咽喉部不适。此外，缺铁、缺锌、肠虫症也可以引起食欲减低；孩子生病，并发胃肠道症状也会影响食欲，口腔疾患，咽喉疾病，药物反应都会导致不爱吃饭。

面对孩子不爱吃饭，家长应细微观察，辨别原因，排除一些病理问题后，家长要以身作则给孩子一个很好的引导，科学喂养。

## 三、孩子厌食有哪些表现？

厌食是小儿时期的一种常见病症，以长时间的食欲减退、食量减少、厌恶进食为表现。厌食的发生有两种病理性原因，一是全身或者局部疾病影响消化功能，二是中枢神经系统受内外环境刺激，消化功能调节受损。中医又称"恶食""不思食"。厌食可以发生于任何季节，夏季可以加重，各种年龄儿童均可发病，城市儿童发病率高。一般无其他不适，仅有食欲不振。长期不愈，可以导致抵抗力下降，影响生长发育。孩子从添加辅食起，就要预防孩子厌食、挑食、偏食等行为。孩子不好好吃饭，即便是看到自己喜欢吃的也无动于衷，家长心急如焚。孩子厌食表现如下：

孩子因为摄入的营养不均衡，可以表现为食欲不振，纳呆食少，食而乏味，饮食稍多既有饱腹感，食而不化，大便溏薄，厌恶进食，食量明显少于同龄正常儿童，面色苍白或偏黄，乏力多汗，形体偏瘦，精神欠佳，食少饮多，口干舌燥，大便偏干，皮肤失润，呕吐，腹痛，腹泻，腹胀，生长发育落后，贫血，抵抗力降低，反复的呼吸道感染，如出现上述多个症状，应及时到儿科医生处就诊，找出病因，及时治疗，以免引起不良的后果。

## 四、孩子不爱吃饭一定是习惯不好吗？

孩子不爱吃饭，有的是由躯体性疾病引起，也有由喂养不当所致，还有一部分是由于吃饭习惯不好，归其主要原因为乳食不节，伤及脾胃，致脾胃运化功能失调，或脾胃虚弱，病位在脾胃。

如果家长喂养不当，让孩子吃了很多高热量的、油炸的食物，或者平时给孩子吃了太多的零食，或者让孩子一味吃肉而不吃蔬菜水果，这些都会让孩子养成不好的饮食习惯。而这些不好的饮食习惯，时间长了便会损伤孩子的消化吸收功能，因而导致孩子厌食。但也有孩子先天禀赋不足，脾胃素虚，或早产，出生后食量就低于同龄人；或者孩子突然受到了惊吓或打骂，或者想要的东西总是得不到满足，或者碰到周围环境的变化，这也会影响孩子的心情，导致不爱吃饭。此外，一些疾病也会导致孩子厌食，如感冒、胃肠炎、消化性溃疡、肝炎、寄生虫感染等。所以当孩子不爱吃饭时，不能单纯认为就是饮食习惯不好，还要考虑孩子的心情、疾病等其他因素。

## 五、孩子到了夏天就不爱吃饭，是正常的吗？

孩子到了夏天就不爱吃饭，一方面是因为饮食不当，脾胃虚弱；另一方面是因为夏季暑湿侵入人体，夏天天气炎热，暑湿较盛，影响孩子的食欲及消化吸收功能，所以一些孩子到了夏天就不爱吃饭，而那些原本厌食的孩子到了夏天会导致症状更加严重。所以家长在夏天喂养孩子的时候要注意清淡饮食，少吃油腻油炸肉类食物，既要提供孩子充足的营养，又要控制好量，不能因为孩子喜欢吃就让其无限制地吃，防止孩子消化不良。还有注意不要让孩子吃刚从冰箱里拿出来的水果和饮料，虽然可以解暑，却会让孩子吃坏肚子。可以尝试一些中医外调的方式，如按摩腹部，每日2~3次，每次20下；捏脊，沿着脊椎骨从上往下，重复7次；揉压足三里穴位。改善肠胃功能，治疗食欲不振、消化不良。

总之，夏季不爱吃饭，除了这些外调的手法，更要注意日常饮食，禁食冷饮，饭前少喝水，少食多餐，适当吃些酸味的食物，促进消化，增加进食欲望。

## 六、挑食和厌食有什么区别？

挑食是幼儿常见的一种不良习惯，是指孩子只喜欢吃自己喜欢的食物而不吃其他食物，遇上爱吃的食物就胃口大开，而如果是不爱吃的食物就只吃一点甚至不吃，如孩子爱吃肉类、鱼类、炸鸡，而不吃蔬菜、米饭等，都是造成儿童某些营养素不足的原因之一。如有的人不喜欢吃蔬菜、水果或不喜欢吃肉类，从而导致缺铁性贫血。纠正孩子挑食有如下方法：树立榜样，制造愉快的环境，避免孩子养成吃零食的习惯，避免威逼恐吓，耐心劝导等。

厌食指的是孩子长期食量减少，食欲不振，拒绝进食的一种常见病症，本病多由喂养不当，先天不足，脾胃受损，情志失调所致。见于小儿易受惊恐，情绪低落，若失于调护，受到惊吓或者打骂；或者环境变化，均可导致情志抑郁，肝失调达，气机不畅，伤脾犯胃；喂养不当，家长缺乏育婴知识，片面强调高营养饮食；或者在婴儿期未及时添加辅食；或者过于溺爱；或先天不足，脾胃薄弱；或后天失于调养，微量元素缺乏，或者胃肠器质性病变。均可导致厌食。可以揉按足三里（小腿外侧面犊鼻下三寸，简便取穴是找到小腿外侧，膝盖凹陷处，俗称膝眼，用自己食指、中指、无名指、小指并排，然后食指近拇指的一侧靠近膝盖的凹陷处，小指外侧缘与胫骨的交叉点，就是足三里），捏脊，腹部推拿等手法外调（图 3-1）。

## 七、孩子只爱吃肉不爱吃青菜怎么办？

我们从小就要预防孩子挑食，从小不要把各种不同类的食物分开喂养，孩子如果长期挑食，会因为营养的摄入不均衡而影响健康的发育，偏食的孩子很容易出现营养不良、微量元素缺乏症、贫血、免疫力下降，甚至生长发育迟缓等，对孩子的健康成长有很大的影响。

如果孩子只吃肉不喜欢吃菜，孩子一岁半以前，最好

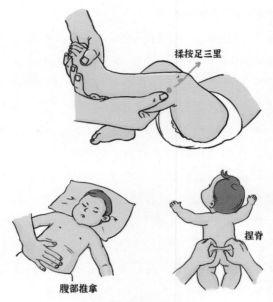

揉按足三里

腹部推拿

捏脊

图 3-1　按摩治疗厌食

将食物混合在一起喂养，什么食物都吃过，挑食的情况就会不多见。孩子出现挑食，家长也不要太紧张，父母们不能用强迫、打骂的方式让孩子去吃青菜，这反而会让孩子越来越讨厌吃青菜，甚至望而生畏。家长可以尝试把饭菜做得好看一些，因为孩子不仅对饭菜的味道很敏感，饭菜的色彩也很容易引起他们的兴趣。当孩子看到造型各异、色彩艳丽的饭菜后，往往会胃口大开。父母们可以试着将孩子不喜欢的菜"藏"起来，把孩子喜欢和不喜欢的食物融合在一起，如果孩子不喜欢吃蔬菜，父母就可以把蔬菜和肉类、虾仁等混合一起，做成饺子馅，这就可以让孩子把肉类和蔬菜一起吃下去。

## 八、有哪些食物可以增加食欲促进消化？

（1）山楂：含有大量的酸性物质和维生素 C，可以有效帮助促进人体胃液的分泌，增加胃中的酶类，起到消食、化食的功效。

（2）酸奶：含有丰富的乳酸，可以促进消化，帮助排泄。

（3）香蕉：含有大量的膳食纤维，有助于排泄，所以在消化不良的时候，可以适当地吃一些香蕉，帮助加快消化的速度，从而改善便秘的情况，不过要记住，只有很熟的香蕉才可以缓解便秘。

（4）大麦及大麦芽：含有维生素 A、维生素 B、维生素 E 和淀粉酶、麦芽糖、葡萄糖、转化糖酶、尿囊素、蛋白质分解酶、脂肪和矿物质等，对于食物的消化吸收都有很大的帮助。

（5）西红柿：酸酸甜甜，营养丰富，可以煮汤、凉拌、炒菜。如糖醋西红柿，西红柿炒鸡蛋等都是不错的选择。

（6）香菇：味道鲜美，营养丰富，有补肝肾，健脾胃的作用。可以做出香菇瘦肉粥食用。

（7）小米：清热解渴，健胃除湿，防止反胃，呕吐，防止消化不良的功能。

## 九、要怎么预防孩子厌食？

从婴儿时期开始我们就应该科学喂养。

（1）掌握正确的喂养方法，婴儿的主食是奶，包括牛奶和母乳，6个月～1岁每天牛奶600～800 mL，1岁～1岁半每天牛奶400～600 mL。辅食的添加不宜过早，不满4个月添加果汁，果泥都属于过早添加，建议8个月后开始添加蛋黄，首次添加辅食应该选择婴儿营养米粉，它是专门为婴幼儿设计的营养食品，营养价值远远超过鸡蛋，果泥等，含有各种维生素和微量元素，味道接近母乳或者配方奶粉，添加辅食的原则简单，少量。孩子1岁前应该把其他食物混合在米粉中给孩子喂养，1岁以内不加盐和糖，这样可以避免孩子出现偏食，挑食。减少出现不良饮食习惯的机会。不要过早接受成人食物。构筑孩子合理的饮食结构，从小培养良好的饮食习惯

（2）出现食欲不振症状时，要及时找到原因，根据医师建议采取针对性治疗措施。对病后胃口刚刚恢复者，要逐渐增加饮食，不要暴饮暴食而使脾胃再受损伤。

（3）注意孩子精神的调护，培养良好的性格，教育孩子要循循善诱，切勿训斥打骂，变换生活环境要逐步适应，防止惊恐恼怒影响孩子情绪。

## 十、家里有厌食的孩子，做饭吃饭要注意哪些？

孩子只有处于饥饿状态时参会有好的食欲，为了让孩子有饥饿感，愿意吃饭，家长应该定时给孩子喂饭，若孩子吃得不多，也不要着急补上，应等到下次进餐时间再喂饭，只有这样，才能培养孩子良好的进餐习惯，进餐习惯是孩子营养摄入的关键，孩子的生长发育才能获得坚实的基础。

对于厌食的孩子，做饭时要遵照"胃以喜为补"的原则，先从孩子喜欢的食物着手，来诱导开胃，短时间不要考虑营养价值，等到孩子食欲增加后，再按营养的需要供给食物，饭菜多样化，食物不能太单一，讲究色香味，以促进孩子的食欲。不能放任孩子边吃边玩，这样会导致吃饭时间延长，等下一餐饭点到时，仍然没有饥饿感。不愉快地吃饭，孩子吃饭时，父母总在催快一点，多吃点，边吃边唠叨会使孩子对"吃饭"这件事产生恐惧的心理。以诱惑的方式对待吃饭，久而久之会让孩子以"吃饭"作为交换条件，造成孩子价值观偏曲。孩子不吃饭，家长着急给零食补充营养，这样就形成恶性循环，导致孩子更加厌食，孩子吃零食要适当，饭前不要给零食，如果孩子厌食，只吃零食，必须停止提供零食，慢慢纠正这个坏毛病。吃饭时，"言传不如身教"，父母要做好专心吃饭，少说闲话，多吃几种食物，不挑食。

总之，孩子所有的习惯都是大人养成的，发现自己错了，要及时纠正，不要责备孩子，不要把责任推给孩子，这会让孩子委屈，厌恶吃饭。

## 第二节 呕吐

### 一、哺乳期的孩子喂奶时要怎样防止发生呕吐？

给孩子哺乳时不能太着急，以防止吞进去空气；哺乳之后，让孩子趴在我们的肩头，头部高出肩部，以免自窒息，轻轻拍其或者抚摸背部，这就是俗话所说的"拍嗝"，目的是为了排出吃奶时进入胃内的空气，这种方法简单，安全。其实，拍嗝也不一定能预防吐奶，如果婴儿出现呕吐时，应将婴儿侧卧，千万不要竖直抱起，以防止进入气管，造成吸入性肺炎。

喂奶后避免立即玩耍，过多活动，很多宝妈喂奶后习惯性地把宝宝放在摇摇车里面晃动，这样很容易发生吐奶。

宝宝喂奶一次性不宜过多，宝宝胃容量小，肠胃功能发育不完全，容易吐奶。吐奶也可能是某些疾病的征兆，如急性胃肠炎，家长一定要区别孩子吐奶后是否伴有其他不适。如果1岁以后，仍有吐奶，及时到医院就诊。

最后，十二个字总结，即"轻轻拍背，不逗不玩，侧过头睡"。

## 二、什么是伤食吐?

伤食吐是一个病症,是因为饮食不节、饮食过量所致,损伤脾胃,主要症状是呕吐物呈酸臭味,口臭,食欲差,可伴有腹胀,嗳气,厌食,吐黄水,吐清水。

宝宝消化吸收功能尚未发育完全,如果喂养不当,喝奶或喂食过多,或吃饭时太急,又或者较大一点的儿童不加控制地吃一些生冷、油炸、肥腻等不易消化的食物,都会导致食物蓄积在孩子的胃中,难以消化,最后从口中呕吐出来,这就是中医说的"伤食吐"。常见的表现有孩子呕吐出酸臭乳块或不消化食物,不愿意再吃饭,口气臭,肚子胀,吐出来后孩子会觉得舒服一些,大便秘结或解出来酸臭大便。

我们可以采用一些物理疗法,简便易学。吃肉多,予以山楂 10 g 煎水喝;吃米饭多,可以用炒麦芽 10 g 煎水喝,吃鸡蛋,内脏多,可以用神曲 10 g 煎水喝;同时建议一些手法推拿,右手四指并拢,顺时针抚摸宝宝肚子,力度适中;用拇指指腹揉按宝宝肚脐两侧天枢穴(平肚脐中央,前正中线旁开 2 寸,取穴方法:仰卧位,肚脐旁 3 横指处);用拇指指端 由宝宝虎口推至食指指尖;用拇指指腹由肘部推至小指侧腕部(图 3-2)。

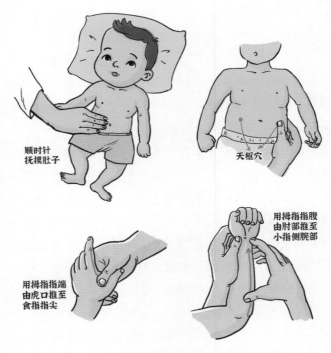

顺时针
抚摸肚子

天枢穴

用拇指指腹
由肘部推至
小指侧腕部

用拇指指端
由虎口推至
食指指尖

图 3-2　按摩治疗伤食吐

## 三、寒吐和热吐分别是什么？

寒吐是指孩子先天脾胃虚弱，或者母亲哺乳时喜欢吃寒凉生冷的东西，乳汁寒薄，孩子吃奶后，脾胃受寒，或者孩子不加节制地吃许多瓜果生冷的食物，寒凉积蓄在胃里面，又或者孩子生病后吃了太多寒凉的药，损伤了脾胃，最终导致脾胃虚寒而发生呕吐，就称为"寒吐"，表现是进食很久后才呕吐，如早上吃完之后晚上才呕吐，或者晚上吃完饭第二天早上才吐，呕吐物多是一些清稀的痰水或者不消化的乳食残渣，伴有面色苍白，精神疲倦，四肢不热，腹痛，大便稀等表现。小儿推拿取穴，"揉板门"，位于手掌大鱼际肌的根部，一只手固定孩子的手掌，另外一只手拇指指端揉按大鱼际肌，称为揉板门。

热吐是指母亲哺乳时喜欢吃烧烤辛辣的东西，乳汁蕴热，孩子吃奶后，热积在了胃里面；或者较大的儿童吃了太多辛辣刺激的东西，又收到夏秋湿热气候的影响，使热积在胃中，此时发生的呕吐就是"热吐"，表现为食物吃下去后马上就吐了出来，呕吐频繁，呕吐声音大，吐出来的东西有酸臭味，口渴想喝水，脸和嘴唇都发红，烦躁睡不着觉。小儿推拿取穴，"清胃经"，胃经在手掌拇指第一节，用一只手固定孩子的手掌，露出拇指，另外一只手的拇指从掌根处推到拇指根部（图3-3）。

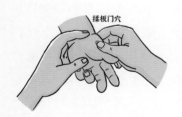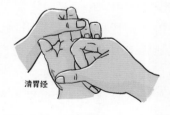

图3-3　推拿治疗热吐

小儿呕吐后，应该侧躺，防止窒息。安抚情绪，保持清洁。

## 四、中医认为小儿呕吐的原因？

小儿呕吐，是儿童时期一个常见的症状，有功能性的原因，也有病理性的原因。六个月以内，以功能性为主，常见的有消化不良，也就是人俗称的"吃多了"，稍大一点的以病理性为主，常见的疾病有神经系统疾病，消化系统及感染性疾病。

中医认为小儿呕吐有以下几个原因：①饮食不节，喂养不当：宝宝消化吸收功能尚未发育完全，如果喂养不当，喝奶或喂食过多，或吃饭时太急，又或者较大一点的儿童不加控制地吃一些生冷、油炸、肥腻等不易消化的食物，都会导致食物蓄积在孩子的胃中，难以消化，最后从口中呕吐出来；②胃有内热：母亲哺乳时喜欢吃烧烤辛辣的东西，乳汁蕴热，孩子吃奶后，热积在了胃里面；或者较大的儿童吃了太多辛辣刺激的东西，又收到夏秋湿热气候的影响，使热积在胃中，皆可导致脾胃升降无常，胃气上逆而发生呕吐；③脾胃虚弱：孩子先天脾胃虚弱，或者母亲哺乳时喜欢吃寒凉生冷的东西，乳汁寒薄，孩子吃奶后，脾胃受寒，或者孩子不加节制地吃许多瓜果生冷的食物，寒凉积蓄在胃里面，又或者孩子生病后吃了太多寒凉的药，损伤了脾胃，最终导致中阳不运，寒邪上逆，脾胃虚寒而发生呕吐；④心气亏虚：较大的儿童精神情绪受到影响，如环境改变后不适应，想要的东西没有被满足，或者被打骂，神气懦弱，目睹异物，耳闻异声，易受惊恐，恐则气下，扰乱肝气，肝气犯胃，肝胃不和导致呕吐。

## 五、孩子呕吐时还可以吃东西吗？

孩子呕吐是常见症状，先分清是功能性还是病理性。如果是功能性的可以在家里处理，病理性的及时到医院就诊。

孩子呕吐原因如下：饮食不规律，进食牛奶次数多，每次量多，婴儿胃内消化不充分；母亲饮肥甘厚腻，婴儿不适应；年龄稍大的儿童呕吐一般因食物未加热或者生食，食物不新鲜；晚餐过食肉鱼虾，让儿童多进食，进食较晚不活动容易呕吐；生病咳嗽发热等也可引起呕吐。

哺乳期孩子呕吐，找出原因，及时改变喂养方式，如呕吐不缓解，及时就医。年龄稍微大一点的孩子呕吐，如症状较轻，可以吃少量容易消化的流质或半流质食物，如牛奶、稀粥、米汤等；万一孩子呕吐比较严重，胃肠处于应激敏感状态，所有食物均不耐受，3 小时内暂时不让他吃东西，顺时针按摩肚子，尝试给予温开水。然后用少许生姜汁滴入口中，再喝米汤冲下去。必要时需要去医院打吊针补充液体。

## 六、孩子喝中药入口就吐怎么办？

中药本身味道就偏苦，当孩子呕吐时会更难喝下去，所以服用中药时适宜每次喝少量，分多次喝完。中药汤液要冷热适中，属于热性呕吐的孩子，中药适宜放凉一点再喝，而属于寒性呕吐的孩子，中药适合趁热服用，防止病邪和药物相互影响而加重孩子的呕吐。

家长给孩子喂中药是，应采取一些妙招，让孩子把药喝完。有哪些妙招呢？不同年龄阶段的小儿采用的方法有所不同，家长要因人而异。新生儿喂中药，新生儿的味觉没有发育完全，因此可以把中药熬好放在奶瓶里，让宝宝自己吸吮，也可以用喂药器（滴管）给药，直接将中药滴入嘴巴中。

还有一部分是因为对药物味道不耐受或者是疾病导致的胃肠激惹所致，建议极少量给药，给药后适当喂水。必要时儿科就诊。

## 七、平时饮食方面要注意哪些来预防孩子呕吐？

### 1. 清淡易消化饮食

喂养孩子时，食物宜清淡而富有营养，不给孩子吃辛辣刺激、烧烤和有腥臊膻臭异味的食物、饮料等。

## 2. 食材新鲜卫生

饮食要清洁卫生，不给孩子吃腐败变质食品。

## 3. 不吃零食

各种膨化食品，含有各种食品添加剂和化学色素，可以在胃内因为膨胀变大。

## 4. 不吃生冷之物

夏季因为天气炎热，孩子们喜欢五花八门的冷饮，会对孩子胃部造成刺激，使胃部痉挛，从而出现呕吐。

## 5. 不要暴饮暴食

避免一次给孩子吃太多东西，可以减轻肠道负荷。

## 6. 预防感冒发热

出现呼吸道感染以后，伴有发热，咳嗽。进食后容易出现反射性呕吐。

## 7. 适当运动

稍大一点的孩子，饭后可以带孩子散步，促进食物在胃部的蠕动，帮助消化吸收，避免出现因为食物堆积在胃部导致肠胀气。

## 8. 注意孩子有无食物过敏

是否因为尝试给予未食入过的食物而引起呕吐。

如果孩子出现呕吐，要积极给孩子进行基本处理，寻找原因，如果不能明确，呕吐症状持续不缓解或者加重，及时到儿科就诊。

## 八、呕和吐的区别？

呕吐是因为胃失和降，胃气上逆导致食物或者胃内容物从口中喷出或者吐出的一类病症。呕吐可以单独出现，也可伴见于多种急慢性疾病中。呕吐病因很多，饮食不节，外感风寒，外邪犯胃，痰饮内停，肝气犯胃，素体脾胃虚弱，病机主要为胃失和降，胃气上逆。呕吐需与反胃，呃逆鉴别，呕吐与反胃都属于胃部的病变，都有呕吐的临床表现，反胃是脾胃虚寒食入不化所致，以朝食暮吐，暮食朝吐，吐后转舒为特征。呃逆以胃气上逆，气冲喉间，呃呃有声，不能自制为特征。

口中吐出食物并伴有呕吐的声音称为呕，只吐出食物而没有呕吐的声音则称为吐，但是由于呕吐常同时发生，所以大多合称为呕吐。

呕吐有虚实之不同，实证呕吐起病急，食入即吐，或者不食也吐。虚症呕吐多时吐时止，无规律，或者干呕恶心，多吐出当日之食物。

饮食失调是导致呕吐常见原因，因此需要养成良好的饮食习惯，对可能引起呕吐的原发疾病要积极治疗。呕吐者要少量喂食，清淡流质为主，防止呕吐物进入气道，清洁口腔。

排除病理性呕吐，我们在家中可以用生姜 10 g，艾叶

10 g 捣碎，调拌面粉外敷神阙，胶布固定。如有皮肤破损或过敏性疾病慎用。

## 第三节　腹痛

### 一、宝宝便秘会腹痛吗？

我们先来说说什么情况是便秘，现在很多家长认为，孩子一天没大便就是便秘，家长觉得一定有一个固定的频率，如一天一次，两天一次，一天没拉粑粑，家长就很着急，觉得孩子便秘了。便秘是以大便干结，难以排出为特征的，有些孩子排便时间间隔长。但是大便易排出且不干结，这不是便秘。便秘常见的原因有喝水不够，排便习惯不好，食物精加工，还有一部分原因是肠道畸形。解决便秘的方法，常见的有益生菌＋开塞露或乳果糖，调整喂养结构，养成良好的排便习惯。

搞清楚了什么是便秘，那么宝宝便秘一定会腹痛吗？有些便秘是可以引起腹痛的，常见于完全性肠梗阻或者不全性肠梗阻、肠炎，胃肠痉挛，便便停留在肠道之中，而不能排出去，使肠道不通，是会引起腹痛的。我们要分清是功能性便秘引起的腹痛还是病理性便秘引起的腹痛，生理性的我们可以改变饮食习惯，多食纤维素，多喝水，乳果糖口服等居家的办法处理。如有病理性的便秘，如肠梗阻，无肛门排气，伴有呕吐，腹胀不对称有局部隆起，血便，腹部肿块，便秘、腹痛加重，当出现以上症状，即"痛吐胀秘"且一直无法得到缓解，应引起警惕，及时到医院就诊。

## 二、要怎么分辨不同原因引起的腹痛？

腹痛是指胃脘以下，脐周及耻骨以上部位发生的疼痛，包括大腹痛，小腹痛，脐腹痛，少腹痛。腹痛是小儿常见的病症，可发生于任何季节，任何年龄，其中一部分属于急腹症，需要紧急处理。导致腹痛的疾病很多，消化功能紊乱引起的约占孩子腹痛的 50%～70%，还有一些全身性疾病，腹部器官疾病等引起。小孩脾胃虚弱，容易受各种疾病困扰。中医常见的病因有乳食积滞，感受寒邪，气滞血瘀，脏腑虚弱。

乳食积滞：小孩脾胃运化无常，不知饥饱，容易伤食，使传导失常，导致腹痛。孩子有伤食病史，肚子胀满，口中有味，晚上睡不安宁，或者伴有呕吐，呕吐物偏酸。

感受寒邪：孩子照顾不佳，衣服单薄，受冷气侵袭，或因进冷食，寒凝气滞，气血不通则腹痛。孩子面色发白，温水外敷后，症状明显缓解，伴有出冷汗，小便多等症状，得温痛减。

气滞血瘀：情志不畅，肝气横逆犯于胃，中焦气机闭塞，导致气血运行不畅，引起腹痛。孩子精神情志抑郁引起的腹痛，一般会有生活环境改变、孩子的欲求没有得到满足、被打骂等影响精神情志的原因，表现为肚子胀痛，时有时无，痛的时候没有一个固定的地方。

脏腑虚弱：孩子脾阳虚弱，寒湿内停，损伤阳气，气机不畅，导致腹痛。腹痛时好时坏，精神疲倦，手足不温，大便稀，反复发作。

在家中，我们要分清是功能性腹痛还是疾病引起的腹痛。功能性腹痛，发病持续时间短，能自行缓解，腹痛及脐周为主，没有阳性体征，没有伴随症状，如呕吐、发热、咳嗽、气促、尿频、尿痛等；疾病引起的腹痛，常见的有感染性疾病，紫癜，过敏性腹痛，血液系统疾病，阑尾炎、肠炎、肠梗阻、肠套叠、泌尿系结石、外伤引起的内脏破裂。

如出现疾病引起的腹痛，家长应及时判断就医。

## 三、该怎么预防孩子腹痛？

腹痛是孩子常见的病症，几乎所有孩子都有腹痛的经历，让家长很头痛，当孩子出现腹痛时，全家老小手忙脚乱，不知所措，不知道需不需要去医院检查，那么疾病都是以预防为主的，家长应该认真照看，细微观察，预防腹痛的发生，平时生活中应当科学喂养。如何预防小儿腹痛呢？

预防孩子腹痛，要做到以下三点：

（1）注意饮食卫生，不能让孩子吃太多生冷的食物，多吃新鲜食物，少吃辛辣刺激油腻之物，孩子因为年龄小，消化系统发育不完善，尽量在家吃饭，外面的食物添加剂多，这样可以避免因为饮食习惯或者食入不洁食物引起腹痛。

（2）注意不要暴饮暴食，荤素搭配，不要挑食，饿一餐，饱一餐，容易引起胃肠功能紊乱。

（3）注意天气的变化，防止孩子受到风寒暑湿等气候的影响，避免孩子腹部受凉。

（4）在孩子吃完饭后要稍微休息一下，不能马上进行剧烈运动。

（5）养成良好的排便习惯，定时上厕所，长期不解大便，会引起腹胀腹痛。

（6）讲究个人卫生，"病从口入"，小孩子卫生意识不强，家长应该督促饭前便后洗手，不要养成吃手的习惯。

（7）若出现腹痛，伴有发热、呕吐、便血、尿频等症状，不要盲目使用止痛药。及时就医治疗。

## 四、肠胀气会腹痛吗？

肠胀气当然会引起腹痛，一般孩子出生后 3 周开始，6 个月左右逐步好转。除了引起腹痛，还会引起腹胀，烦躁，吐奶，排便费劲，肛门排气增多，夜卧不宁等症状。当然我们也应该和一些疾病鉴别，不要认为孩子腹痛就是肠胀气，也有可能出现肠套叠，孩子腹痛剧烈，拒绝摸腹，便血。由于孩子会定时或者不定时哇哇大哭，家长会很担心，全家人陷入焦虑状态，家长应该采取摸腹，飞机抱等手法帮助孩子减轻症状。

出现上述症状时，排除其他疾病引起的腹痛，我们可以给与益生菌、西甲硅油（每天 2 次，每次十滴，连续 2 周左右，喂奶前滴入）治疗。可以缓解一些症状，减轻宝宝吵闹。随着孩子慢慢长大，肠胀气引起的腹痛渐渐消失。

## 五、如何判断宝宝肠胀气？

肠胀气，属于腹胀范畴，腹部充满气体，腹内压力及腹壁张力增高，常伴有腹痛、腹泻、便秘。肠胀气最常见于功能性胃肠疾病，也可由于胃肠疾病或者全身性疾病引起。小儿腹胀由于肠腔内积气积液，腹腔异物、消化道畸形等引起。小儿大多数肠胀气，是由于肠道气体过多引起的，胃肠蠕动缓慢。

多因宝宝进食时吸入过多空气引起，不用过分紧张，可以通过轻轻拍背或者抚摸背部促进气体排出。当宝宝出现下面几点表现的时候，就说明胀气了：

（1）肚子咕咕叫，放屁多，有时候还挺响。

（2）抚摸宝宝腹部时，感觉偏硬，轻轻敲打宝宝腹部，出现类似敲鼓的声音。

（3）食欲下降，大便带泡泡，大便次数异常，可多可少。

（4）肚脐位置高于胸部，胀气厉害可见腹部皮肤透亮，肚子大。

（5）和自己较劲，用力，打挺的表现，小胳膊小腿乱蹬，有时小脸憋得通红。

（6）频繁吃奶，吃的过饱，或者妈妈食用过多胀气的食物通过母乳喂养更明显，迷迷糊糊的时候也一直想吃，都会加重肠胀气。

（7）吐奶，漾奶。

（8）睡觉少，烦躁不安，睡觉不安稳，夜卧不宁，哭闹多。

（9）婴儿肠胀气时会出现肚脐膨出的情况，常伴有阵发性哭闹，肠胀气缓解后，肚脐膨出渐渐消失。

## 六、肠胀气的按摩手法

宝宝出现肠胀气，下面我来介绍妙招排气法（图3-4）：

（1）穴位按摩：揉天枢穴（平肚脐中央，前正中线旁开2寸，取穴方法：仰卧位，肚脐旁3横指处），胃经腧穴，具有行气消胀的作用。使用食指按压天枢穴，揉按30~40次，促进大肠蠕动；揉中脘穴（人体前正中线，剑突下与肚脐连线的中点，脐上4寸），具有健脾益气，调理气机的作用，用中指食指按揉中脘穴200次，达到行气消胀的作用；按摩腹部，先把自己的手焐热或搓热，然后以宝宝的肚脐为中心，用手掌沿顺时针方向轻轻按摩宝宝的肚子。每次轻轻

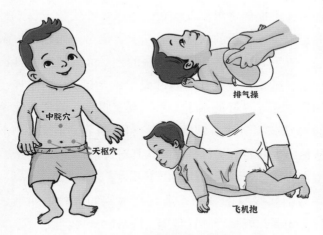

图 3-4　肠胀气的按摩手法

按摩 15 ~ 20 下（做两组），大概按摩 5 分钟左右，每天按摩数次。

（2）排气操：将儿童双下肢抬起来，压向儿童的肚脐，这也可以有效地缓解肠胀气，宝宝肠蠕动加快，肠胀气可以明显缓解。

（3）飞机抱：是一种颇为有效缓解肠胀气的方法，把宝宝的身体搭在一侧手臂上，头朝向肘关节附近，两腿悬在手边，小臂贴在宝宝发紧的肚子上。

## 七、宝宝腹痛，饮食应该怎么喂？

喂养宝宝是一门学问，提倡母乳喂养，不要过多添加其他营养素，不提倡过早添加辅食，不以零食代替正餐，要保证营养、卫生、健康的饮食；喂养宝宝也是一门艺术，需要有耐心、有爱心，需要让宝宝愉快的接受大人喂养的食物；喂养宝宝，也是和宝宝互动的过程，和宝宝多一些眼神，语言的沟通，建立良好的亲子关系。宝宝腹痛，消化功能紊乱引起的占 50% ~ 70%，饮食习惯，科学喂养，不挑食，不偏食，从他出生开始，父母都需要认真对待。

宝宝腹痛，饮食应该注意以下几点：

容易消化吸收的食物：适宜吃稀软的食物，如粥、面条、青菜汤等，能减轻肠胃负担，缓解肚子疼。

多吃一些优质蛋白的食物，如牛奶，婴儿营养米粉。

多吃一些维生素丰富的食物，不宜食用辛辣刺激和干硬、油炸之类的食物，如辣椒、花椒、油条、炸鸡等，不利于病情恢复。

多吃一些温热的食物，不宜食用生冷食物，如冰激凌、汽水、冷饮、凉菜等，以免加重寒性腹痛。

可以吃一些百合山药薏米粥，具有健脾胃，促进肠道蠕动的作用。

少吃富含油脂的食物，花生、瓜子、羊肉等。

## 八、功能性腹痛的临床表现

功能性腹痛属于消化科疾病，疾病病程长，是一种慢性疾病，病因复杂，通常由于胃肠痉挛所致，也与疼痛调节系统发育不全有关。是指腹腔内脏器功能性病变导致的腹痛，反复发作，定位不准确，能让家长揉，按，不会有抵抗；且不会引起其他伴随症状，如恶心呕吐，发热咳嗽，肚子不让碰，疼痛部位固定，持续腹痛难以忍受不缓解，功能性腹痛是相对于器质性而言的，功能性腹痛与情绪、喂养方式、心理因素有关。

　　儿童功能性腹痛多发生于 2 ~ 10 岁左右的儿童，以学龄前儿童最常见，其中女童多于男童，腹痛部位以脐周最多，多数病人伴有便秘，腹胀，厌食等症状。病痛发作时间长短不一，呈周期性，可自行缓解，不影响儿童生长发育，严重时可影响儿童正常活动及心理，一般不需服药，只要科学喂养，易消化饮食，多在家里就餐，少食寒凉之物，如螃蟹、火龙果等；避免进食生冷，油腻，辛辣刺激，难以消化的食物；避免吹风受凉，适当提高室内温度；愉快进食，心理健康，加强营养，适当参加体育锻炼，增强体质，便可自愈。

# 第四节　泄泻

## 一、孩子拉肚子就是吃坏东西了吗？

宝宝五脏六腑都很娇弱，感受外邪后，就容易出现问题。胃肠道问题是宝宝最常见的问题，其中腹泻是很容易发生的。一旦开始拉肚子，宝宝出现精神不振，吐奶，大便呈水样。宝宝很苦，家长很焦虑。那么腹泻一定就是吃坏了东西吗？

婴幼儿时期，宝宝腹泻原因很多：常见的有喂养不当，食物过敏，受凉，滥用抗生素治疗等。最常见的有以下几种：

（1）外界天气影响：孩子免疫功能未发育完全，冷暖也不能自己去调节，很容易被风寒暑热等天气影响，腹部受凉，而出现腹泻。

（2）饮食不当：孩子消化吸收功能不如成年人，如果喂养不当，吃了太多生冷瓜果或者难以消化的食物，也会损伤脾胃，使孩子拉肚子。

（3）孩子先天体弱或者久病不愈：有些孩子先天体质弱于同龄人，或者有慢性疾病一直没有彻底痊愈，也会影响孩子的消化吸收功能，使孩子总是拉肚子。

（4）食物过敏：常见的过敏食物有鸡蛋、牛奶等，吃了这些经常拉肚子，可以到医院行过敏原检测，查出原因，不吃它。

（5）轮状病毒感染：1岁以内的孩子是高危人群，初期伴有呼吸道症状，很快就会有呕吐、腹泻等不适，常常导致脱水，及时到医院就诊。

（6）滥用抗生素，一出现咳嗽、发热腹泻，没有查出原因，给予抗生素治疗，这样反而会加重腹泻，轮状病毒感染就是病毒感染，抗生素是针对微生物或者细菌感染，不能杀死病毒。

（7）食物中毒：吃了不洁食物，不知道哪个环节被细菌感染了，出现上吐下泻，治疗后腹泻不会反复出现。

综上所述，所以孩子拉肚子不一定就是吃坏东西了，也有可能是别的原因。

## 二、宝宝腹泻了，如何喂养？

宝宝腹泻，不能乱吃，也不能不吃，有的妈妈会说，宝宝一吃就拉，那我就不给他吃，不吃就不拉，其实，孩子不吃不拉形成一个恶性循环，不仅腹泻不会好，病菌排不出，还会带来其他的问题，如营养不良，脱水等。有的妈妈会说，宝宝把肚子拉空了，没营养了，孩子瘦了，体重减轻了，不停喂孩子进食，也是错误的，一方面是因为孩子腹泻水分丢失了，另外一个原因是因为营养丢失了。

宝宝腹泻了，我们该如何喂养呢？

（1）要适当控制饮食，减轻胃肠道的负担。刚出生的宝宝，以母乳为主。对于大一点的孩子，牛奶不过敏，可以使用牛奶喂养。

（2）对于吐泻严重及因为饮食不当而引起腹泻的宝宝要暂时禁食，适当补充水分，以后随着病情好转，逐渐增加饮食量。忌食油腻、生冷及不易消化的食物。

最后，孩子应当增强体质，使脾气旺盛，不易受邪，加强食品卫生，饮食有节制，不喝生水，不食生冷之物，养成饭前便后洗手的好习惯，防止外邪侵袭，注意腹部保暖。腹泻宝宝尽量给予流质或者半流质饮食，可予以小米粥养胃生津。

### 三、腹泻能吃益生菌吗？

益生菌包括双歧杆菌和乳酸杆菌，是模拟母乳喂养婴儿肠道菌群生产的产品，益生菌的作用是调节肠道的菌群，抑制有害菌，提高免疫功能。所以适用于肠道功能紊乱，如消化不良，腹泻，发热咳嗽感染性疾病服用抗生素时，益生菌可以对抗病毒、细菌引起的胃肠感染。

孩子在腹泻恢复期，大便仍然不成形，大便次数多，食物进体内不能被消化，建议给予益生菌口服，调整肠道菌群，保护肠道黏膜，协助排除肠道细菌，帮助营养物质的吸收。建议服用 1 周左右。

那么口服益生菌我们需要注意什么呢？水的温度不能超过 40℃；与抗生素同时服用时，需要间隔 1 小时以上，以免使得益生菌被抗生素杀死，失去药用价值；即时冲泡即时服用；减少暴露在空气中的时间，影响疗效；不能加含糖、奶等添加物；肠道出现问题时，才服用益生菌，正常均衡营养的饮食，不需要额外补充益生菌。

重度持续腹泻的孩子，不能仅仅给予益生菌口服，还需要服用止泻药、口服补液盐或给予静脉补液，补充电解质，防止孩子脱水。甚者及时到医院就诊。

## 四、宝宝腹泻，什么情况下需要及时就医？

宝宝腹泻是多因素，多病原引起的消化系统疾病，临床以排便次数多，粪便稀溏，大便性状改变，甚至拉出水样便为主的病症，多由脾胃运化功能失职，湿邪内盛所致。腹泻的病因有感受外邪，饮食所伤，情志失调及脏腑虚弱。主要病机是脾胃运化功能失调，传导功能失职。本病一年四季均可发病，夏秋季节尤其易发生。6个月~2岁发病率最高，是造成小儿营养不良，发育迟缓的主要原因。

什么情况下腹泻需要就医呢？

（1）脱水：患儿表现皮肤黏膜干燥，弹性下降，眼窝深陷，出现不停地口渴，一看到奶瓶拼命地吸吮，尿量也有所减少，甚至四肢发凉，都是脱水的表现。

（2）代谢性酸中毒：患儿进食少，腹泻后丢失大量的碱性物质，机体得不到正常的能量供应，患儿出现口唇呈樱桃红色，呼吸深大，精神不振。

（3）电解质紊乱：低钾血症：患儿精神不振、腹胀、乏力心律不齐等；低钙、低镁血症：佝偻病患儿，营养不良患儿，少数可出现抽搐，震颤。

（4）轮状病毒感染：多发生于 6 个月 ~ 2 岁的孩子，秋冬季常见，起病急，伴有呼吸道症状，疾病初期伴有呕吐，呕吐一般先于腹泻，自限性疾病，一般一周左右痊愈，部分可以发展成为危重病例。

（5）抗生素诱发的肠炎：长期使用广谱抗生素，使肠道菌群失调，多见于免疫功能低下，长期使用糖皮质激素的患儿，病情多较重。

（6）细菌性痢疾：有流行病学史，大便次数多，量少，脓血便伴有里急后重。

（7）小肠消化吸收功能障碍的疾病：过敏性腹泻，胆酸吸收不良，乳糖不耐受，乳糖吸收不良等。

## 五、什么原因引起孩子腹泻？

小儿容易发生腹泻与其生理结构，解剖特点有关，婴幼儿消化系统不成熟，消化酶活性低，胃肠负担重；免疫功能差，易受外邪侵袭；人工喂养容易发生肠道感染；腹泻的病因主要有感染性与非感染性两种。

感染性的主要有病毒、细菌、真菌等感染，病毒及细菌感染最常见，尤其是病毒感染，如前面所提的轮状病毒感染。

非感染性主要有过敏，饮食不当，喂养不合理，双糖酶缺乏等因素引起。非感染性的主要是饮食不当，人工喂养的儿童，喂养不定时，过早添加辅食，孩子消化吸收功能不如成年人，如果喂养不当，吃了太多生冷瓜果或者难以消化的食物，也会损伤脾胃，使孩子拉肚子；过敏性因素，主要是牛奶，鸡蛋过敏；双糖酶缺乏，肠道对糖吸收不良，乳糖堆积引起；外界天气影响，孩子免疫功能未发育完全，冷暖也不能自己去调节，很容易被风寒暑热等天气影响，而出现腹泻。

此外还有症状性腹泻，如患有上呼吸道感染，支气管肺炎，皮肤感染，或者传染病时，病原体的毒素作用引起腹泻。

中医认为小儿腹泻的原因，以感受外邪，脾胃虚弱，脾肾阳虚，内伤饮食多见，病变在脾胃。

## 六、腹泻有些什么表现？

一说腹泻，奶爸奶妈就紧张，这是在育娃过程中都需要经历的，那么哪些腹泻要去医院就诊，哪些腹泻可以通过科学喂养改善，下面我们就来谈谈不同原因的腹泻有哪些不同的表现。

腹泻的共同临床变现：胃肠道症状：大便次数增多，数次到十余次，多为蛋花样或者黄色水样便，少数患者有血便，伴有呕吐，食欲低下；严重的腹泻，伴有上述胃肠道症状外，还有脱水、电解质紊乱。

常见的腹泻有很多疾病可以引起，他们分别有哪些症状呢？

（1）急性胃肠炎：一般先出现发热，呕吐，才有腹泻，家长要有耐心，少量多次喂养。家长应及时送去医院检查大便常规，大便培养，轮状病毒抗原检测，血常规，明确病因，才能药到病除。

（2）轮状病毒肠炎：秋季易发，又称秋季腹泻，经粪一口传播，起病急，伴有发热，呕吐，先于腹泻，大便次数多，无腥臭味，常并发脱水，电解质紊乱。

（3）出血性大肠杆菌肠炎：大便次数多，可转为血便，有特殊臭味，可伴有血小板性紫癜。

（4）生理性腹泻：多见于6个月以内的婴儿，常有湿疹，出生后不久就腹泻，无其他伴随症状，生长发育好，食欲好，考虑乳糖不耐受所致。

## 七、孩子腹泻应该立刻吃止泻药吗？

肠道是人体健康的一项重要指标，疾病、情志异常都会导致肠道功能异常，出现腹泻时，家长还是应该警惕孩子是否生病了。当脆弱的肠道出现问题时，父母可以通过一些方法，改善这些问题，使之恢复正常。不要一出现问题，就按自己的想法立马给孩子多种药物治疗，这种方式既不科学，也不合理。

首先我们要改变家中滥用消毒剂的情况，少量的细菌存在，有利于孩子的免疫能力地提升，过量使用消毒剂，会破坏肠道菌群的稳定结构，反而更容易诱发过敏、流涕、哮喘等。

其次，不要一出现腹泻，就给予抗生素治疗。抗生素只针对细菌及病原体感染，抗生素不仅会起作用，还会使正常的肠道菌群遭受破坏。

最后，当肠道出现问题时，适当服用益生菌，给予肠道一个健康的状态，同时我们要从饮食上进行调整，少量多餐，易消化流质饮食。温暖的环境，适宜的温度。提倡母乳喂养。

严重的腹泻，有黏液脓血便，同时伴有发热，恶心，呕吐，腹胀，甚至脱水等病变时，及时到医院就诊，在医生指导下，明确诊断，合理用药治疗。

## 八、孩子腹泻消耗太大，应该让他多吃点补充营养吗？

家长是孩子腹泻的奴隶吗？一说到孩子腹泻，奶爸奶妈想的就是娃儿没吃东西，会不会营养不良，会不会瘦了，会不会饿了，应该多补充营养，让孩子尽快恢复，这样对吗？回答是否定的。

孩子腹泻时，我们首先要关注的是孩子的临床表现，有没有呕吐，腹泻的次数和大便的性状，有没有便血，小便的次数和量数，体温的高低，有无发热，留取样本在保鲜袋内，2小时内送到医院检查。

其次才是腹泻后我们该如何喂养，腹泻时不宜让他吃太多太杂，应该适当控制饮食，少量多餐，易消化食物。少吃那些高糖、高脂肪、高蛋白质及其他消化负担较重的食物，减轻胃肠道的负担；对于吐泻严重，是因为饮食不当而引起腹泻的孩子要暂时禁食，补充温水，或者是淡盐水，防止脱水，稍好转后，可以加适量牛奶分次喂养；哺乳期的婴幼儿，应该继续坚持母乳喂养。

因此，腹泻期间，食用易消化的食物，既利于营养供给，又能够促进肠道修复，如急性腹泻时可改用无乳糖配方牛奶，慢性腹泻，需要排除牛奶过敏，改用半水解或者深度水解奶粉。

# 第五节　疳积

## 一、孩子饮食异常、发育迟缓或有吮指磨牙是怎么了？

如果孩子饮食异常、形体消瘦、发育迟缓或有吮指磨牙、喜揉眉擦脸等异常行为，可能是因为得了疳症。疳症，中医多依据病情症状的轻、中、重度，将疳证分为疳气、疳积、干疳三阶段，民间常不论阶段泛称之为"疳积"（本文所言"疳积"遵民间习惯，泛指"疳证"），以形体消瘦，重者干枯羸瘦，面色萎黄，毛发干枯，饮食异常，或有腹部胀满，精神萎靡或烦躁，大便异常为特征。本病发病无明显季节性，四季皆可发病，各个年龄段的儿童均可能得病，尤其多见于5岁以下的小孩，具有先天不足、喂养失宜或久病体虚等病史的儿童更易患病。在社会经济水平低的古时候及现代贫困地区，本病发病率高，且因本病起病不易察觉，发病缓慢，疾病迁延难愈，病证复杂多变，失治误治后易变生兼证重症，重症则脏腑衰败，药食难进，可危及生命，故古人视此病为"恶候"，可严重影响小儿的身体健康及生长发育，为儿科四大要证之一。如今，随着社会经济的发展，生活水平提高，医疗技术进步，疳积的发病率明显下降，重症发生率显著减少，患儿经积极治疗，预后良好，但有少数重症或严重兼证治疗不得当患儿预后欠佳。

## 二、疳积是营养不良、吃少了吗？

疳证（又称疳积）相当于西医学的慢性营养缺乏症的疾病范围，确实会有营养不良的表现，分为原发性营养缺乏和继发性营养缺乏，原发性营养缺乏症一般即为传统大众观念中的营养不良，指经饮食摄入的膳食营养成分不足所致，此时可认为是摄入不足的问题；而继发性营养缺乏，究其原因，可大致分为以下四个方面：机体摄取、消化、吸收及利用营养成分的功能障碍；机体处于生长发育或疾病恢复等特殊时期，对营养成分的需求量增多；由于长期腹泻或慢性失血等原因，导致体内营养成分丢失；异常疾病状态下机体对营养成分的消耗分解增加。此时不可一概而论，不加以系统检查、排查病因，就断定为饮食摄入不足的问题。发生营养缺乏症的儿童，一方面正处于快速生长发育阶段，能耗及营养素显著生理性增多，同时由于各种不同的原因，出现消化系统功能障碍或有营养大量丢失或异常消耗的病理状态。

就症状而言，并不是所有疳证患儿都表现为食欲不振，进食减少的症状，部分疳证患儿，看似食欲旺盛，食量明显大于同龄人，却仍然营养不良，体重明显低于同龄人，体型消瘦而矮小，腹部或胀满鼓大或干瘪凹陷，头发枯黄稀疏，皮肤干皱无弹性，反应迟钝，安静不喜活动，体温低且畏寒，时常生病，易发感染等。因此疳证的发生多认为与饮食相关，但并不一定就是因为孩子吃少了，可能是其他原因导致的。不可一味予滋腻大补之品，以免加重病症。家长须平时细心观察是否有上述症状，注意监测并记录孩子的身高体重变化，就不难在早期及时发现孩子存在疳证的可能，从而及早干预，防微杜渐。

## 三、小儿推拿如何治疗疳积？

　　疳证主要病位在脾胃，可累及心、肝、肺、肾，以脾胃不调，化生不足、气血津液亏耗为病理基础，故疳证的治则是消积导滞、健脾和胃，依据具体病情而调整。小儿捏脊是通过连续捏拿脊柱两旁皮肤肌肉，以达到治疗疾病目的的小儿推拿方法之一。其作用原理是以捏提等推拿手法，刺激循行于背部脊柱附近的督脉和足太阳膀胱经，产生疏通经络、振奋阳气、促进气血运动、调节脏腑功能的作用，在健脾和胃方面的作用尤为突出，并可提高小儿机体免疫力。现代研究表明，捏脊手法可促进小肠的消化能力。因其具有方便、易于掌握、不良反应少而被广泛应用于疳证的治疗中。家长只需经过专科医师指导，学习简单的手法，了解适应证及禁忌证，即可自行在家中给孩子进行操作。捏脊的具体操作手法为：让孩子保持俯卧姿势，摩擦双手预热后，两手置于脊柱两旁，从脊柱尾端开始，拇指指腹与食指、中指指腹对合，轻轻挟持提捏住肌肤，拇指在后，食指、中指在前，然后食指、中指向后捻动，拇指向前推动，自下而上，边捏边往上推移，交替提捏皮肤直至项枕部。重复 3 ~ 5 遍后，再按揉肾俞穴 2 ~ 3 次。每日或隔天捏脊 1 次，6 次为一个疗程。慢性疾病在一个疗程后可休息 1 周，再进行第二个疗程。

　　操作时患儿的体位以俯卧位或半俯卧位为宜，注意保持卧平、卧正，以背部平坦松弛为目的；操作一般在空腹时进行，进食后不宜立即捏脊，需休息 2 小时后进行。小儿皮肤娇嫩，注意力度适宜，避免损伤肌肤。若有背部皮肤破损，或有疖肿、皮肤病者，或极其消瘦、皮包骨患儿不可使用本疗法。伴有高热、心脏病或有出血倾向者慎用。本疗法建议在医生指导下进行，不可自行盲目施行。

## 四、多吃多补就可以治疗疳积吗？

中医认为疳证多由脾胃不足，气血亏虚所致，西医学认为是营养元素缺乏的表现，可以导致发育迟缓、体虚多病。疳积的发生与饮食关系密切，正确的饮食调护对于该病的治疗也有重大意义。疳积可通过纠正不良饮食习惯、膳食疗补等方面进行辅助治疗。

对于疳证的孩子，加强饮食调护：婴儿时期提倡母乳喂养，定时定量乳食，按时循序添加辅食，切忌过急过快，应当由少到多，由稀到稠，先素后荤，先软后硬，由一种到多种，循序渐进地进行；小儿每日的饮食物要丰富多样，所摄入的维生素、蛋白质、脂肪、碳水化合物应比例适宜，且易于消化。

小儿疳证有以下食补方：

（1）鸡内金磨粉，每次约 1.5 ~ 2 g（10 岁龄以下儿童 0.5 g/ 次）冲水饮用，鸡内金药性平和，具有消食化积开胃的功效，适用于腹胀食积的疳证患儿。

（2）红枣具有健脾养血功效，故红枣小米粥适用于面白无华、毛发干枯的疳证之血虚患儿。

（3）茯苓、薏苡仁均可健脾化湿，多二者搭配一同熬成茯苓薏苡仁粥，用于食欲不振、大便稀溏的脾虚兼有内湿的疳证患儿，茯苓片两三片泡水或研粉冲水作茶饮也为日常食疗方法之一。

（4）山楂蜜膏：山楂、蜂蜜各 500 g，将山楂洗净，去核，切成薄片，加水适量煮至糊状，再加蜂蜜炼成膏。每次服半匙，每日 3 次。

（5）小米山药粥：山药 45 g（鲜品 100 g），小米 50 g，白糖适量。将山药洗净捣碎或切片，与小米共煮作粥，熟后加白糖适量调匀，空腹温热服食。

（6）炒扁豆淮山药粥：炒扁豆 60 g，淮山药 60 g，大米 50 g。将扁豆、淮山药洗净，大米淘洗干净，加水适量共煮粥。用于大便稀溏的脾虚的疳证患儿。

疳证饮食调护有诀窍，应当合理补充营养，而非单纯地多吃多补，否则不但起不到给孩子加强营养的效果，还可能因为饮食不当，进一步损伤脾胃，使病情加重。

## 五、伤食积滞和疳积怎么区分？

伤食积滞一年四季均可发病，婴幼儿多见，是指孩子因为饮食不当，损伤脾胃，食物停聚，气滞不行，久久难消，而出现不思饮食，食后不化，腹部胀满，嗳气吐酸，大便酸臭的表现，属于脾胃功能异常致饮食停积不化的短期表现；个别患儿因为积滞日久，导致进一步损伤脾胃，气血生化不足，营养及发育障碍，转化为"疳症"。故古人云"积为疳之母，无积不成疳"。积滞的主要病因是乳食内积，积滞化热，脾虚夹积。

疳症患儿可出现或食欲不振或多食多便等饮食异常，亦可有腹部膨胀，也可有大便酸臭、夹有不消化食物等症状，与伤食积滞的表现类似，病因也都与饮食相关，同属脾胃病，但疳证为长期饮食不当、日积月累而出现的营养不良、形体消瘦、生长发育迟缓为典型特征，严重者常伴有兼证，如夜盲、眼角干涩之眼疳，或口舌糜烂之口疳，或全身浮肿，甚至全身衰竭之疳肿胀，与伤食积滞有明显的区别。若伤食积滞长期不消化进一步影响胃肠功能，营养物质难以消化吸收，患儿形体逐渐消瘦，也会发展为疳证。

## 六、疳积的原因？

疳证的原因是可归纳为三大类：

（1）饮食不当：家长喂养失宜，使小儿进食不足，如人工喂养奶配制的方法错误，浓度过稀或喂养乳量不足；或未及时添加辅食，使其饮食摄入量太多或者太少，摄入营养成分不均衡；或过度溺爱，放任孩子挑食、偏食，致小儿饮食无规律、不节制，饥饱无度，乱吃零食，过食肥腻、生冷难消化食物，以上种种不良饮食行为皆可损伤肠胃，食滞内停，使消化功能紊乱，营养吸收障碍。

（2）先天因素：早产儿常因先天不足，摄食能力较差，消化能力低，而生长发育又较快，容易发生营养不足。

（3）慢性疾病的影响：如慢性痢疾、肠道寄生虫病、结核等疾病迁延不愈，使营养物质消耗过多，同时影响脾胃运化，营养物质难以吸收，渐成疳证。

疳证病变脏腑在脾胃，小儿的生理特性为脾常不足，运化消化功能薄弱，易为乳食所伤，疳证的发病基础亦是如此。饮食伤脾，脾胃消化功能失常，机体无法转运吸收营养精微物质，则肌肤形体失于营养润泽，表现为肌肤肢体干瘦，形体消瘦，此为病程初期之疳气。疳气日久不愈，脾胃日渐虚弱，则消化转运营养精微物质能力更弱，饮食不化停积腹中，气血化生不足，形体损耗更甚，此为常见的疳积之证。若病情进展加重，脾胃衰败，气血亏虚，津液干涸，全身极度羸弱，则为疳证重症——干疳，此为病重之象，危及生命。此外在重症阶段，由于累及肝、心、肺、肾等脏，常伴发如眼疳、口疳、疳肿胀等兼证。

## 七、小儿疳积挑手有用吗？

挑手指的是"挑四缝法""挑疳积法"，用三棱针（或其他钢针）选准特定部位和穴位，挑破皮层取出皮下脂肪，用以治疗小儿疳积（包括虫积）的传统中医针灸治法，因其方法简便，疗效显著而在民间广为流传。治疗小儿疳证之四缝穴为经外奇穴，与三焦、命门、肝和小肠有内在联系，具有理脾和胃之效，针刺之可调整三焦，燥湿驱虫，理脾生津。包括挑液法（针挑四缝穴）和挑脂法（针挑疳积点）两种。但是由于是一种有创伤的治疗操作，若不注意也会有感染的风险，不建议家长自己尝试，建议去正规中医院进行挑疳积治疗（图 3-5）。

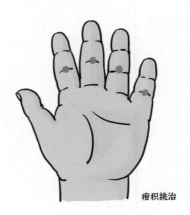

疳积挑治

图 3-5　挑疳积法

此外穴位贴敷外治可用于疳证的治疗：

（1）芒硝、生大黄、生山栀、杏仁、桃仁。共为细末，加面适量，用鸡蛋清、葱白汁、醋、白酒各少许，调成糊状，敷于脐部，外用纱布覆盖、胶条固定。每日1次，连用3～5日。

（2）莱菔子适量研末，用水调和，贴敷于神阙穴（肚脐），外用纱布覆盖、胶条固定。每日1次，7日为一个疗程。

## 八、疳积是喂养不当所致吗？

喂养不当是导致疳证的主要原因，但还有先天因素所致营养吸收障碍、慢性疾病导致丢失、消耗过多等原因。西医学也认为慢性营养缺乏症（疳证）的病因包括喂养不当、饮食习惯不良以及其他疾病因素。具体可表现为蛋白质热能营养不良、缺铁性贫血、单纯性甲状腺肿、钙缺乏症、锌缺乏症、干眼病、佝偻病、脚气病、维生素B缺乏症、癞皮病、巨幼细胞性贫血等营养缺乏类疾病。因此疳证的治疗手段中，饮食调护是重中之重，前文已言明，不再赘述。但除此之外，还需注意：

（1）定期测体重、身高，发现体重不增或减轻，食欲减退时，要尽快查明原因，及时加以治疗；疾病期间也可关注体重、身高变化，以便及时了解和分析病情，观察评估疗效。

（2）重视对原发病、消耗性疾病的治疗，去除根本病因，方能从源头上治疗本病。

（3）合理安排作息，保证充足的睡眠时间，经常户外活动，呼吸新鲜空气，多晒太阳，增强体质。

（4）衣着柔软，注意保暖，避免交叉感染。对于重症患儿须加强全身护理，注意皮肤等部位清洁，避免褥疮及口疮、眼疮等兼证发生。

（5）鼓励孩子多饮水、多进食新鲜的蔬菜水果以助消化，同时日常补充益生菌以便用来改善肠道菌群，以促进孩子的消化和吸收，改善排便习惯。

## 九、疳积和厌食的区别?

厌食指的是小儿长期食欲不振，厌恶进食，一般无腹部胀满，大便酸味，食量都明显少于同龄人。本病多由喂养不当，他病伤脾，先天不足，情志失调引起，多因家长喂养不当，未能引导正确饮食习惯行为，导致养成不良的饮食习惯，日久损伤孩子的消化吸收功能，因而导致孩子厌食，或有先天消化功能差，出生后食量就低于同龄人；或者由于惊吓或打骂或周围环境变化，导致心情低落，不喜进食。此外，感冒、胃肠炎、消化性溃疡、肝炎、寄生虫感染等疾病都可能会导致小儿食欲不振，食量减少等饮食异常表现。

但与疳证相比，厌食患儿病程较短，精神尚可，无腹部胀满或腹痛不适，大便多正常。一般预后良好，少数患儿长期厌食可发展为疳证。

# 第四章
## 小儿肥胖

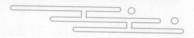

# 第一节 老人常说"能吃是福",吃得多、胖乎乎的孩子才是健康的吗?

所有父母都希望孩子可以身体更健康、体质更壮实,很多家长认为孩子吃得多就是健康,胖乎乎就是壮实,肉嘟嘟就是可爱。但实际上,我国经济快速发展,人们生活水平的普遍提高,粮食紧缺、食不果腹的穷苦时代早已过去,而今在我国的儿童及青少年中,营养过剩、趋于肥胖的发生率呈上升趋势。只有体重和身高比例协调才是健康的状态,一旦发现孩子有体重增长过快,体型有肥胖趋势,家长应当留心观察,了解孩子肥胖原因,及时干预,以保持健康的成长状态。

儿童肥胖人数逐年增加,我们应该从婴儿期开始预防肥胖。蛋白质摄入过多,是引起儿童肥胖的主要原因,千万不要认为蛋白质摄入越多,孩子越健康,蛋白质摄入要适宜。

肥胖还与运动少有关,家长应该带着孩子运动,婴幼儿期,应该鼓励孩子多爬,多趴着,增加运动,有利于协调能力的发展,也利于神经系统发育,

# 第二节 儿童肥胖影响生长发育吗?

肥胖可影响人体的健康,而对于儿童及青少年,不仅导

致疾病的发生，还会影响他们的生长发育。

可能发生的疾病：

（1）脂肪肝：肥胖的人体内过度堆积的脂肪浸润肝脏组织，导致肝细胞代谢排毒等功能下降，因而出现脂肪肝，甚至肝功能异常。并非只有成人会出现脂肪肝，肥胖的儿童及青少年也可能出现脂肪肝。若轻度脂肪肝不予重视，任由发展，可进展为中、重度脂肪肝，肝功能持续受损，最终出现肝硬化甚至肝衰竭。

（2）代谢综合征：肥胖的人多伴随有血脂高，血液黏稠，血压随之升高。高脂血症、高尿酸血症、高血压等代谢异常疾病同样可能发生在肥胖患儿之中。

（3）心脑血管慢性疾病发生率升高：肥胖是心血管类疾病发生的重要危险因素之一。在传统认知中，只有老年人才会患的糖尿病、心脏病等慢性疾病，在肥胖的催化下，儿童及青少年相较于正常体重同龄人也更容易且更早发生。

（4）心理疾病：小儿心智发育尚不成熟，肥胖儿童易受包括同龄人、父母长辈等外界社会因素影响，长期处于被否定的压力状态下，可发展出焦虑、抑郁的异常心理状态及自卑、偏激等性格特征。

生长发育方面：

（1）骨骼、关节生长：儿童、青少年正处于身体发育阶段，骨骼、关节均在迅速生长，如出现过度肥胖，体重基数过大，相对应地，骨骼和关节需要承受的负担也大大增多，长期过重的负荷将加重关节磨损、加速退化，骨骼的生长受限。肥胖不仅影响孩子的身高、还可能导致如膝内翻、膝外翻及扁平足等骨骼关节畸形或有驼背、脊柱侧弯等体态异常。

（2）性早熟：肥胖儿童的男／女性激素高于正常儿童，同时体脂增多，可刺激肾上腺激素的过度分泌，导致调控内分泌系统平衡的司令下丘脑对过高的性激素水平不敏感，负反馈机制失效，体内含量过高的性激素作用于儿童，性发育被催熟，从而出现性早熟。女童表现为乳房发育、月经来潮、阴毛出现，男童表现为睾丸及阴茎发育、胡须及阴毛出现等。

（3）智力：有研究表明肥胖儿童的智商总体低于健康儿童。

## 第三节　孩子体重超标应该减肥吗？

根据儿童的 BMI 值（$kg/m^2$）可快速判断出孩子是否肥胖。儿童正处于发育时期，自身营养物质需求及能量消耗较大，BMI 值大于 21 但尚未超过 24 的儿童不必刻意节食减肥，适当调整饮食结构和种类，使体重保持平稳。随着身高的增长，肥胖指数也会随之下降。

如前文所说，肥胖的孩子出现代谢异常、内分泌紊乱、心脑血管疾病及心理疾病的可能性较正常儿童更高，如不重视，尽早干预，一旦出现不仅难以纠正，还将终身伴随，降低生活质量，甚至影响预期寿命。若 BMI 超过 24，则需引起重视，通过控制饮食和运动进行科学、合理、有效地减肥。首先要控制孩子的饮食，控制主食摄入量，不吃高热量、多脂肪的食物，要摄入多元化的食物，适当添加粗粮。同时要适当运动，少坐多活动，加快代谢，防止脂肪堆积，有助于减肥。保证睡眠时间和睡眠质量，压力也可以导致肥胖。肥胖也有一定的遗传因素，综合考虑，提早预防。

## 第四节　儿童肥胖怎样健康合理减肥？

大众对健康越来越重视，对肥胖危害的认识逐渐深刻，涌现出各式各样的减肥理论和方法，其中不乏许多偏激不当的减肥观点。然而不同于成人身体特征，儿童处于生长发育的特殊敏感时期，不正确的减肥方法应用于儿童可能产生难以挽回的身体损害。同时儿童难以完全配合实施制定的减肥方案，加大减肥难度，需要家长的紧密配合才能完成。

因此，针对不同的儿童，应当制定个体化的减肥目标及方案。其原则是控制能量的摄入与消耗之间的平衡。最主要的减肥手段即最常见的饮食控制、运动锻炼，药物及外科手术是最后的底牌。

（1）提供环境：首先，家长共同构建一个轻松、积极的家庭氛围，耐心告知孩子肥胖的危害，以得到孩子的理解、配合；全家参与，采取积极正面的言语引导及自身行动模范作用，日常生活中鼓励、支持孩子培养合理的饮食习惯并养成健康的生活方式，学习细嚼慢咽、不暴饮暴食、知晓机体饥饱信号，不过度重视体重数字短期变化，不强调美丑胖瘦的关联，培养健康的心理认知，不可急于求成，产生极端效果。

（2）饮食疗法：总体原则为限制能量摄入的同时满足生长发育的需求。避免极端限制食物的摄入，通过提供多样丰富的食物种类，保证各类营养元素充足，尽量采用蒸煮或凉拌的方式烹饪食物，改变饮食结构，避免过多碳水化合物（如面食包点、土豆）、高脂、高糖、刺激性调味品摄入，适当增加蛋白质（如瘦肉、牛奶、蛋、豆制品）比例。

（3）运动锻炼：以循序渐进为原则，根据每个儿童的不同身体条件，进行适度的运动锻炼，以孩子可耐受的强度为宜，绝对避免过量过度的极端体力活动。日常运动量少的喜静或过胖的儿童，可从家中扫地、洗碗、整理被褥等轻级体力活动开始进行。有条件的可在家长的陪伴下做操、游泳、骑自行车以及登山、郊游等户外趣味活动。合理且长期的运动一定可收获良效。值得注意的是，运动后的孩子食欲增加时，不可任由进食，需控制主食摄入。

（4）其他疗法：如果饮食、运动疗法难以见效，应当寻求专科医师的帮助，由医生评估患儿肥胖症的程度及是否需要进行医学干预。医学方法主要是药物治疗，此外还有外科手术治疗手段。

## 第五节　儿童肥胖是怎么回事？

　　儿童肥胖是泛指包括婴儿、学龄前、学龄期、青少年各个时期的未成年人发生的以体内脂肪堆积过多，体重超过对应年龄段标准体重范围为特征的一种病症。

　　但因儿童发育速度、程度的不同，并无绝对的标准体重。故常使用 BMI 作为测算肥胖指标，即体重（单位：kg）与身高（单位：m）的平方之比。通过简单的计算所得出的 BMI 值即为衡量肥胖的指标。儿童正常 BMI 值为15.5 ~ 21.2；15 ~ 19 岁男女青年正常体重指数为 18 ~ 22。如儿童期 BMI 值≥ 21，15 ~ 19 岁≥ 22，则为超重；如儿童体重指数超过 22，15 ~ 19 岁超过 24 则为肥胖。

　　任何年龄阶段的小儿都有可能出现该病症，但因 1 岁以内的婴儿、5 ~ 6 岁的儿童及青少年时期处于快速生长发育阶段，往往身体所需能量大，食欲旺盛，故为常见的发病年龄阶段。以喜食油腻、甜食，不喜活动，脂肪肥厚且分布均匀，血脂包括胆固醇、甘油三酯及游离脂肪酸可见明显升高，超声检查可见脂肪肝为主要表现。严重者可见气促、发绀、心脏扩大甚至充血性心力衰竭等肥胖性肺心综合征。

　　本病多指原发性肥胖症，需要同继发性肥胖症区别，除肥胖外伴随有如身材矮小、发育缓慢，或有四肢纤细、性早熟、多毛、痤疮等其他症状，应当考虑为其他原发疾病导致的继发肥胖，在此情况下，不可单纯控制体重，需积极治疗原发病（图 4-1）。

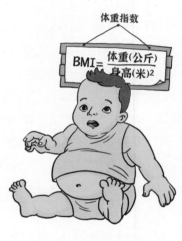

图 4-1　儿童肥胖

## 第六节　儿童肥胖怎样预防？

儿童肥胖的预防，应贯穿从孕期开始至青少年时期各个成长阶段。

（1）孕期妈妈注意合理饮食，记录体重变化，定期检测血糖，适当强度的运动，营养过剩、体重增加过多及患妊娠糖尿病的妈妈有更高的概率产下巨大儿，宝宝也更有可能出现肥胖。

（2）围产期保健注重婴儿喂养指导，鼓励母乳喂养，合理科学喂养，宣传过度、不当喂养的危害。

（3）婴儿时期及早培养正确的用餐习惯、建立合理的作息制度，避免过度喂养及娇纵溺爱；每月测量并记录体重，如有宝宝体重增长过快，及时调整饮食结构；4月龄前不建议添加固体食物及含糖液体。根据发育的不同阶段，帮助宝宝增加活动量，如2~4月的宝宝可帮助翻身、做肢体被动运动，5~6月开始鼓励宝宝在父母的辅助下坐立、爬、扶走、跳跃动作以促进热量消耗。

（4）幼儿及青少年时期：培养良好的饮食习惯，家长提供多样丰富的食物，引导合理的饮食选择，孩子自主独立进食；发现孩子喜爱的体育运动、户外活动，每日半小时到一小时的运动时间；定期检测身高及体重，观察身体发育情况。对于潜在的肥胖儿童，及时调整饮食、运动习惯，必要时寻求医学帮助。

## 第七节　儿童肥胖中医如何调理？

本病中医多从脾胃论治，以"虚则补之，实则泻之"为治疗原则。证候总体上以脾虚为基本病理特征，分为痰盛和气虚两类。体肥壮实、多食、胸闷、痰多、腹胀证属痰盛脾虚，形体虽肥但虚浮、纳呆、乏力、动则气促、体虚易感为脾气亏虚之证，治疗上对应有健脾利湿和益气健脾两种治法。因小儿肥胖证候临床表现多样复杂，个体差异大，临证论治时应根据具体的证候表现，有针对性地选择如消食和胃、理气和中、清热燥湿、滋阴清热、活血化瘀等功效的药物配伍使用。如食积中焦，可配合消食和胃之法，如有腹胀、呃逆、呕恶，此为气滞，可用理气之品，如有多食易饥、便秘，此为胃热，可选择益胃生津之药，如有急躁易怒、头晕目眩，此为肝阳上亢，可用平肝熄风之品治之。以上处方需在医生的指导下调整。

饮食调养法是预防和治疗肥胖病的最基本手段，前文已尽述，不再赘述。现介绍可日常使用的减肥食疗方。

（1）冬瓜海带饮：取冬瓜连皮带籽 10 克，海带 15 克，洗净切碎，入锅内加少量水煮至熟烂，滤渣取汁，代茶饮服，每日数次。

（2）玉山汁：玉米须 50 克，山楂 10 克，一同打碎置入锅中，加水适量煎煮。滤渣取汁，代茶饮服，每日数次。

## 第八节　儿童肥胖可以选择针灸治疗吗？

减肥西药及降血脂药大多有一定的不良反应，而传统中医疗法，如耳针已有充分的研究表明可抑制食欲，对于减肥有良好的效果，适用于 14 岁以上的孩子，体针、体内埋线亦然，物美价廉，值得临床推广。

（1）耳针法：耳穴常取双侧卵巢、内分泌、肾、脑干、交感、脾、胃等穴，每次 2～3 个穴位，交替使用，嘱患者自行揉按穴位 3～5 次，每次约 10 分钟，每周 2～3 次，3 个月为 1 疗程。

（2）针刺法：研究证明针灸特定的穴位可促进人体脂肪代谢，产热耗能增加，达到减肥的效果。同中药处方用药一样，需辨证治之，根据不同的证候，选择不同的穴位组施针，根据虚实配合不同的施针手法，如脾虚用补法，痰盛用泻法。最常用的穴位是梁丘、公孙、内关、丰隆、天枢、关元等。隔天一次，留针 25～30 分钟，15 次一个疗程。还可根据要求配合使用电针加强针感、微型皮内针延长针刺时间，强化效果。

（3）穴位埋线减肥法：是由针灸学延展出现的，此方法是医生利用辅助埋线器将专用的蛋白质磁化线植入特定的皮下穴位，不需每日操作，不需取出，每次作用于机体的时间更长，具有长效针感特点，一般保留 15～20 天不等，配合耳针使用效果更佳。

## 第九节　什么是小儿肥胖症？

儿童肥胖的标准跟成人一样，用体质指数来判定，不同年龄阶段，不同性别的儿童有着不一样的标准。小儿肥胖与遗传，饮食，活动量有关；也与疾病，药物因素有关。儿童肥胖对内分泌系统，心血管系统，呼吸系统，心理、认知、智力等方面都有影响。可以分为轻度肥胖和中重度肥胖。轻度肥胖初期可以无症状，仅有体重增加；中重度肥胖可出现睡眠呼吸障碍，骨骼发育异常，血糖增高，心理焦虑等。

中医认为，小儿肥胖症以形体肥胖、膏脂堆积为主要表现，或有体肥壮实，多食，胸闷痰多，腹胀或有形体虽肥但虚浮，纳呆，乏力，动则气促，体虚易感等症状。脾胃主司消化食物，为躯体四肢提供营养物质，为后天之本，同时运化体内水液，避免湿浊积聚于内。一般认为，肥人多痰，小儿肥胖症与小儿饮食失宜、先天不足、脏腑功能失调等病因有关。父母喂养不当，恣意放纵小儿饮食偏好，不加节制或过食肥腻、滋补之品，或饥饱无度，进而损伤脾胃；或者母体虚弱、胎禀不足，或情志损伤，或他脏疾病，皆可伤及脾胃，脾胃运化饮食、水液功能失常，营养物质堆积生为膏脂，水液积聚成为痰湿，故见小儿肥胖发生。故小儿肥胖症主要责之于脾，病位在脾、胃。

## 第十节　儿童肥胖的主要原因是什么？

儿童肥胖可分为原发性肥胖及继发性肥胖。普拉德—威利综合征、巴尔得—别德尔综合征、贝克威思—威德曼综合征等特殊遗传疾病，或内分泌紊乱、中枢神经系统损伤、长期大剂量糖皮质激素治疗等原因导致的肥胖，需针对病因治疗。本书中所讨论的均指原发性肥胖。

单纯儿童原发性肥胖最主要的发病原因是不合理的饮食习惯。据调查统计，高热量、高糖、高脂的食物是很多患有肥胖症儿童的最爱，日常生活中喜爱吃零食，饮食不节制、不吃早餐、夜间进食都是肥胖儿童的特征。第二大原因就是不健康的生活习惯，如不爱运动、久坐久卧、沉迷电视和电子游戏，导致热量消耗过小，脂肪堆积。父母饮食健康观念的错误，过度纵容、溺爱孩子，饮食上不加节制，生活习惯上不加规劝，导致孩子形成错误的饮食、生活理念，也是导致儿童肥胖的不可忽视的客观原因。此外学校普遍重视学业文化成绩，而忽视体育课程的学习，并且随着年龄的增长同时不断加大的学业压力，都在一定程度上加大了儿童发生肥胖的概率。

# 第五章
## 新生儿胎黄是怎么回事

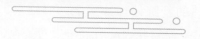

## 第一节　为什么新生儿会出现黄疸？

部分新生儿出生后出现皮肤黄染的症状，中医认为、与先天胎儿禀赋有关，称为"胎黄"，西医称为新生儿黄疸。新生儿胎黄可分为生理性胎黄和病理性胎黄。中医认为寒湿与湿热是形成胎黄的主要因素，其主要病变脏腑在肝胆、脾胃。从西医角度来说，因胎儿在子宫内需要大量红细胞以便从羊水中获取氧气，分娩后，胎儿体内多余的红细胞被体内排废系统破坏，释放出可引起皮肤变黄的胆红素，健康人依靠发育成熟的肝脏处理掉多余的胆红素，因此不会发生黄疸。但新出生的婴儿因肝脏尚未发育完全，排毒功能暂不成熟，无法处理多余的胆红素，故出生 2 ~ 3 天后皮肤逐渐变黄，待肝脏系统随着婴儿的生长逐渐发育成熟，胆红素可由身体正常处理后，黄疸可消退。此为生理性胎黄。病理性胎黄包括新生儿溶血性症、新生儿肝炎、母乳性黄疸、新生儿败血症、先天性胆道梗阻等不同疾病引起的黄疸，此时黄疸仅为疾病的临床表现之一。

## 第二节　胎黄要治疗吗？

新生儿如在出生后 2 ~ 3 天内出现黄疸，除了有轻微的进食偏少，无其他异常表现，多为生理性胎黄，黄疸指数在正常范围内（足月儿小于 12.9 mg/dL，早产儿小于 15 mg/dL），可逐渐自行消退，不必特殊治疗干预；若新生儿的黄疸出现时间过早（出生后 24 小时内），发展迅速，持续进展加重，或出现过晚，3 周后仍不见消退，或消退复现，伴随有精神倦怠、不欲吮吸乳汁等异常症状，且黄疸指数足月儿大于 12.9 mg/dL、早产儿大于 15 mg/dL，考虑为病理性胎黄，须立即进行医治。如病理性胎黄患儿迟迟得不到干预治疗，过高的血清总胆红素可能损害中枢神经系统，出现胆红素脑病，遗留后遗症。黄疸会发生在很多新生儿身上，是大部分宝宝和父母必经的一关，家长对此应当有充分的认识和心理准备，不可轻视，也不必过度担忧。

## 第三节　民间偏方"打灯火""点灯火"退新生儿黄疸可取吗？

生理性的新生儿胎黄无须特殊处理，随着婴儿的身体生长发育黄疸会自行消退。而病理性的新生儿胎黄，需要经过儿科医生的鉴别诊断，根据病情进行专科治疗。民间"打灯火"的说法可能来源于中医艾灸，归属于灯火灸，但此操作涉及火、油等危险物品，需要有医学专业知识的医生经过专业培训后方可实行。且新生儿皮肤娇嫩，且体虚易感，属于艾灸的慎用人群，并不推荐使用该方法。实际上，无论是

"打灯火""点灯火"或者其他民间偏方、家传秘方等谣言说法，若家长轻信并实践，可能导致如烧烫伤或其他难以预料的危险发生，不仅延误病情，甚至可能伤害孩子。在医学认知相对成熟的今天，无论是中医还是西医，对黄疸已有较为完善的认识及系统的治疗方法，因此一旦发现孩子黄疸，建议直接咨询医生、寻求专业的医学指导，家长盲目寻求非医学建议并自行使用在孩子身上的做法并不可取。

## 第四节　怎样预防病理性胎黄？

病理性胎黄可从两个时间段的不同方面进行预防：

（1）有肝炎等肝病病史或曾经有病理性黄疸婴儿生育史的孕妇，做好孕前筛查，孕期按时产检，定期监测肝功能、血中病毒抗体及其动态变化，并在医生指导下进行预防性服药措施。妊娠期间作息规律，饮食清淡，不饮酒，不进食辛辣、生冷的食物，以防伤脾胃；居住环境保持通风干燥，避免淋雨涉水，以防受湿邪侵袭；适度锻炼运动，增强体质，为胎儿接受母体先天元气打好根基；做到不滥用、乱用药物，如有必要应在医生指导下服用药物；并注意预防感染弓形虫、风疹病毒，可在孕早期进行相关抗体检测。

（2）宝宝出生后，尽早进行母乳喂养，帮助建立肠道菌群，刺激肠道，促进消化，通过排便减少肠内胆红素的重吸收、同时帮助排出湿毒；日常护理动作轻柔，保护宝宝皮肤，注意保持脐部及臀部卫生清洁，避免皮肤破损感染，及时接种乙肝疫苗。生活中关注宝宝皮肤及巩膜颜色，观察有无黄染，一旦发现黄疸尽早送医治疗，记录黄疸出现时间及消退的时间、过程。

## 第五节　胎黄可以用中药泡浴吗?

药物外治是中医治疗方法之一。病理性胎黄可在医生的指导下以"利湿退黄"为治疗原则，在内服药物的同时，选择合适的外治法。例如：①中药药浴：黄柏 30 g 煎水去渣，水温适宜，让患儿浸浴，轻柔擦洗 5 ~ 10 分钟，每日 1 ~ 2 次；②保留灌肠：茵陈 20 g、栀子 10 g、大黄 2 g、生甘草 3 g，煎水 15 ~ 20 mL，根据病情每日或隔日一次灌肠。以上两种治疗方法需在医护指导下进行。

## 第六节　新生儿黄疸有真也有假?

新生儿黄疸就是新生儿胎黄，真真假假，假假真真，我们该怎么判断真假呢？

前文中已提及新生儿胎黄分为生理性胎黄和病理性胎黄。生理性胎黄系因新生儿尚未发育完全，肝脏处理人体内产生多余的胆红素的功能暂不完备，不具备及时处理并排出胆红素的能力，导致胆红素在体内停留，表现为皮肤黏膜黄染，随着宝宝的生长发育，肝脏排毒能力逐渐完善，多余胆红素被排出，皮肤黏膜黄染情况亦随之慢慢消退，直至恢复正常肤色，此一过程为一过性黄疸，不需医疗干预即可恢复，是一种常见的对健康无影响的现象，因此是"假黄疸"（图 5-1）。

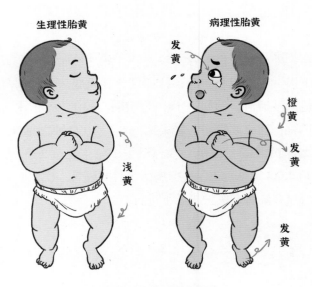

图 5-1　新生儿黄疸

而"真黄疸"是包括新生儿溶血性症、新生儿肝炎、母乳性黄疸、新生儿败血症、先天性胆道梗阻等不同疾病引起的病理性黄疸，需要引起重视，及时进行治疗，以防病情加重，甚至损伤中枢神经，遗留后遗症。

## 第七节　新生儿胎黄可分阴阳？

病理性胎黄可分阴黄、阳黄，治法也有所不同：

（1）阳黄发病急，起病快，发病过程短，宝宝面目皮肤色为鲜艳明黄，如橘色，常伴有哭声洪亮，口唇干燥，或见发热，大便干结，尿液深黄。表现为一派湿热之象。故治疗上应以清热利湿为法。

（2）阴黄起病缓慢，发病过程长，宝宝肤色晦暗，如被烟熏，精神萎靡，哭声无力，四肢稍凉，兼见大便灰白稀溏，一派寒湿之象。因此遣方用药时当以温中化湿为治疗之要。

（3）此外阳黄进展可出现胎黄动风、胎黄虚脱等变证；阴黄证除寒湿证外还表现为气滞血瘀之证。不论何证，均应辨证治之。但在治疗过程中，由于小儿形气未充，脏腑娇嫩，对疾病的抵抗能力不强，脾胃薄弱，稍有药食不当，脾胃易被损伤而病，治疗过程中需医生时时注意顾护脾胃，不用苦寒伤脾之剂，而伤及正气。

## 第八节　母乳喂养的新生儿黄疸宝宝，宝妈应该怎么吃？

宝宝黄疸的原因考虑为母乳性黄疸时，宝妈应该暂时停止母乳喂养，观察黄疸情况，如非病情禁忌，不推荐永久断母乳，一般 3 ~ 5 天，黄疸值下降大于 50% 后，可逐渐恢复母乳喂养。除此之外，其他病因导致的黄疸，宝妈应当坚持母乳喂养。在宝宝黄疸期间，宝妈的饮食也很重要。

（1）多食新鲜蔬菜、水果，摄入丰富的维生素和膳食纤维，减轻宝妈肠道负担的同时，也可为宝宝提供更多促进胆红素经肠道排出的营养成分。

（2）宝妈避免食用寒凉食物，如冷饮、冰淇淋、西瓜、螃蟹等，宝妈食入寒性重的食物，部分寒性可能通过母乳被宝宝吸收，而进入体内，伤及脾胃，影响消化功能，干扰胆汁排泄，减慢黄疸消退速度。宝妈日常可适量饮用温水及红糖水。

（3）宝妈避免进食黄色食物，如胡萝卜、橙子、橘子、南瓜等，因此类食物中含有黄色素，宝宝经母乳吸收黄色素，沉积于皮肤，也可出现短暂皮肤黄色，而在宝宝黄疸出现的初期，干扰父母及医生的视线，难以直接判别是生理性还是病理性。

（4）宝妈不要食用辛辣刺激的食物，如辣椒、茴香、白酒、羊肉、生大蒜等，宝宝脏腑稚嫩，尚处于发育阶段，此类食物的摄入刺激肠胃，影响消化功能，不利于黄疸的消退。

## 第九节　小儿推拿对于新生儿黄疸有用吗?

胆红素脑病后遗症表现为四肢瘫痪，肌肉萎缩的患儿，可采用推拿疗法进行康复治疗。以滚法在患儿瘫软肢体上来回滚5～10分钟，揉按松弛无力关节3～5分钟，局部搓法搓热，在脊背搓滚5～10分钟，力度适宜，以患儿可耐受的程度为准，频率为每天或隔天一次。有智力低下、语言障碍、肢体瘫痪、关节拘急、肢体抽动表现的胆红素脑病后遗症患儿，可同步配合针刺治疗进行康复治疗。

## 第十节　新生儿黄疸正常值?

黄疸指数是医护人员解释病情时对血清胆红素浓度的简称，代表体内胆红素的积累程度。黄疸指数（血清总胆红素）的单位换算：1 mg/dL=17.1 μmol/L；正常黄疸指数足月儿小于12.9 mg/dL，早产儿小于15 mg/dL。宝宝出生后黄疸将在2～3天开始出现，并在4～6天达到最高值，在黄疸升高的期间，黄疸指数每天增长值小于3 mg/dL。若黄疸指数或每日增长值超出上述正常值范围，即为病理性黄疸。因此新生儿家长需要观察宝宝的皮肤黏膜颜色、精神食欲、二便等情况，并每日监测记录黄疸指数，警惕黄疸的发生。

# 第六章
# 中医防治儿科疾病的
# 适宜技术

# 第一节　药膳食疗

## 一、民间传说胎盘（紫河车）可以增强体质，是真的吗？

紫河车即健康女性的胎盘，性味甘咸，温。入肺、肝、肾经。补气，养血，益精。既能补人体气血，温肾补精，又能健脾开胃，促进食物的消化吸收，对于气血阴精不足的患者有很好的效果。可单独应用，如研粉装胶囊吞服；也可与红枣、桂圆等一起煮服；更多的则是配伍党参、黄芪、当归、熟地黄等配伍作为药用。其主要作用为：

### （一）补益气血

紫河车能补益气血，另外通过健脾开胃也能促进气血生成，适用于因气血亏虚导致的面色苍白缺铁性贫血、失眠及乏力、头晕、气短等症状。

### （二）补肾益精

补肾益精也是紫河车的重要功效，因肾虚所致的腰膝酸软、四肢冰凉、畏寒怕冷、男性阳痿遗精，可以服用紫河车温精补肾以改善症状。

## （三）固本平喘

紫河车是一种能固本平喘的中成药，它不但能补肺益肾还能填精平喘，所以常常用于治疗肺结核，哮喘患者中体型瘦弱，平素气短乏力，咳喘也可以使用。

现代医学研究表明，紫河车内含雌激素、促性腺激素等，有激素样作用，可促进乳腺、子宫、睾丸的发育。如果儿童进食了含丰富性激素的紫河车，容易导致性早熟，肥胖，身材矮小，容易出现心理自卑、性行为提前等。因此一般情况下儿童不宜服用，如果因疾病需要也应在医生的指导下服用。

## 二、银花甘草水漱口可以预防孩子反复呼吸道感染吗？

金银花是我们平时生活中常见的一种中药材，我国南北各地均有分布，有"清热解毒第一花"的美誉。

金银花虽有清热祛火、消暑除烦功效，但是金银花性寒，体质虚寒的人不宜服用。而甘草性甘、平，如果用金银花和甘草泡水一起喝，就可以稍微缓解金银花的寒凉之性，那么用银花甘草水漱口是否可以预防孩子反复呼吸道感染，我们先来了解一下金银花和甘草泡水喝的功效吧。

### （一）清热解毒

因为金银花有清热凉血、消炎、解毒杀菌的功效，可用于发热症状的高热、咽痛、腹泻、疖肿等症；而甘草浸膏和甘草酸对某些毒物有类似葡萄糖醛酸的解毒作用，常与金银花同用，起到清热解毒的功效。

## （二）消暑去火

金银花和甘草一起泡水喝有消暑去火的功效，尤其适合在夏天的时候饮用。因为金银花性寒，含有的芳香类挥发油及水溶性溜出物，是祛火解毒、凉血的佳品，暑季用以泡服代茶饮，可防治流感、咽炎、腹泻等；而甘草缓和金银花的凉性，保护肠胃不受损，金银花和甘草搭配在暑季既能消暑祛火，又不会伤及肠胃。

## （三）预防呼吸道疾病

金银花和甘草一起泡水喝有预防呼吸道疾病的功效，从而能够有效保护咽喉。因为金银花含有绿原酸、木犀草素苷等药理活性成分，对溶血性链球菌、金黄葡萄球菌等多种致病菌及上呼吸道感染致病病毒等有较强的抑制力，可以预防和帮助治疗呼吸道感染；而甘草有抗炎、抗过敏的作用，能保护发炎的咽喉和气管黏膜，所以也有一定地预防呼吸道疾病的作用。

## 三、咳嗽可以给孩子吃川贝蒸梨吗？

在中药学上，川贝母性味苦、甘、凉，入肺经。具有止咳化痰、清热散结、润肺的功效。因为川贝为凉药，主要的功能是清热解毒化痰止咳，用于肺热痰火旺盛，如果肺热痰黄稠者可用；肺寒痰白者则不能用。

所以说，不是所有的咳嗽，都能用川贝。

如果孩子是风热感冒，那正中下怀，吃一些川贝蒸梨，就能把身体里的肺火给清理了，咳嗽自然也好了。

但是如果孩子是风寒感冒，还喝川贝枇杷膏，川贝炖雪梨，无疑寒上加寒，咳嗽又怎么会好呢？

那要怎么知道孩子是寒咳，还是热咳？一个简单的方法，我们可以从咳嗽的时间、鼻涕、痰的颜色、咽喉部红不红、有无发热来进行辨别。

孩子如果是寒咳：舌苔白、咳清稀的泡沫痰，或白痰、流清鼻涕，而且在晚上咳得多，同时不伴有发热。

孩子如果是热咳：白天咳的次数多，同时舌苔黄厚、咳黄色的痰液、流清鼻涕但很黏腻，症状较严重时，会流黄鼻涕或黄绿鼻涕，一般伴有发热。

大家也要注意，虽然川贝炖雪梨清肺止咳效果好，但它们都是性寒的食物，一次不能多吃。症状改善了或者在感冒初期尽量不要食用，因为感冒初期多是风寒引起。

只有对症下药，才能治愈孩子们的疾病，增强体质，提高免疫力。

# 第二节　穴位贴敷

## 一、生姜这样用可以预防孩子呕吐

中医讲究药食同源，生姜是我们生活中常用的调味品，也是一味中药。生姜味辛，微温，归肺、脾、胃经，具有解表散寒、温中止呕、温肺止咳、解毒的功效，常用于风寒感冒，脾胃寒凉，胃寒呕吐，受寒咳嗽等症状，还能解鱼蟹之毒。因生姜有"呕家圣药"之称，无论在生活中还是在临床用药当中，生姜都是治疗呕吐、反胃必不可少的一剂良药。下面给大家推荐几种使用生姜快速止吐的方法。

①含服姜片

材料：生姜1块。

用法：把姜块切成薄片直接含入口中。

此法简单易行，且疗效确切，若孩子因生姜辛辣而拒绝服用可选用以下食疗方。

②蜂蜜姜汁

材料：蜂蜜5克，鲜姜汁10克，水适量。

用法：把蜂蜜，鲜姜汁加入适量的水调和均匀放入锅中蒸热，待温度适宜时服用。

功效：驱寒暖胃，和胃止呕，可用于胃寒呕吐之症，尤其是孕妇和儿童呕吐适宜。

③生姜鸡蛋白糖方

材料：生姜30克，鸡蛋1个，白糖少许，醋适量。

用法：将生姜洗净捣烂挤汁，加入白糖、醋，兑入开水顿服。

功效：健胃止呕。适用于干呕，吐逆不止，非常适合儿童服用。

④生姜橘皮饮

组成：橘皮9克，生姜9克。

用法：上两味加清水适量，大火煮沸后小火煮5～10分钟即可，分2次温服。

功效：橘皮辛、苦，温，归脾、肺经，具有行气除满，燥湿化痰，健脾和中之效，和生姜合用，能加强和胃止呕之功效。

⑤生姜甘蔗汁

材料：鲜姜汁1汤匙，甘蔗汁半杯。

做法：将鲜姜切碎、捣烂，然后榨汁取液；甘蔗剥去外皮、捣烂，同样取汁液，然后将两种汁液混合一起饮用，味道甜辣爽口。

功效：甘蔗可治疗因热病引起的伤津，心烦口渴，反胃呕吐，因此生姜甘蔗汁能缓解呕吐不适。此方还可用于治疗妊娠反应、胃病等引起的反胃呕吐或干呕不止现象。

⑥紫苏姜粥

材料：紫苏叶10克，姜片3片，粳米100克。

做法：将紫苏叶洗净后同姜片、粳米一起用清水熬制成粥适宜于呕吐后食用。

功效：宽中行气，能够有效缓解呕吐症状，而且紫苏和生姜都能解鱼蟹等食物中毒，因此更为适宜于鱼蟹中毒所引起的呕吐不适。

此外我们还可以使用生姜进行敷贴，常用敷贴穴位：神阙穴（肚脐）（图6-1）。

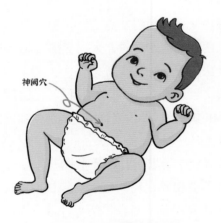

神阙穴

图6-1　生姜敷贴治疗呕吐

敷贴方法：将生姜100克，洗净后同50克橘皮一起捣碎，然后加入米饭团约50克，一起捣成泥状，外敷于神阙穴上，上面盖上纱布，再用热水袋在敷贴处热熨20分钟。

对症：脾胃虚寒所导致的呕吐，表现为饮食稍多即可发生呕吐，时发时止，平日消化不良，胸脘痞满，不欲饮食，面色㿠白，肢体倦怠无力等症。

## 二、用这些东西敷肚脐可以治疗孩子腹痛

小儿腹痛是临床常见症状，分为外科性腹痛和内科性腹痛。导致腹痛的原因有很多，呼吸道感染、肠道感染（各类肠炎、肠系膜淋巴肿大）、肠套叠、便秘、蛔虫、情绪不安等都可以使孩子出现腹痛的症状。

肚脐中央即神阙穴，属于任脉上的穴位，具有温通血脉，调和中下焦，疏通胃肠气的作用，配合相应的药物进行敷贴能达到止腹痛的效果，用于治疗因感受寒邪引起的感冒或胃肠炎，和脾胃虚寒型的腹痛儿童。

可用淡豆豉、生姜、白葱，均切细，盐半碗，同炒热，以手巾包熨肚上。生姜和白葱有驱寒发汗的功效，所以与淡豆豉、盐同炒有更好的驱寒效果。

也可以将药打粉，用甘油调成约 2 cm×2 cm 大小药丸，敷贴于脐部，用胶布固定，每日 1～2 次，根据孩子的年龄每次敷贴 4～6 小时，3 天为一疗程，天气太热的时候，可以将药物放冰箱冷藏保存。

在敷贴的同时，孩子不要剧烈运动，以防药物移动，掉落；敷贴期间注意孩子的反应，若出现明显疼痛、瘙痒，可直接将敷贴取下，不必拘泥于时间；敷贴后出现局部皮肤泛红为正常反应；敷贴部位清洗时勿用力涂擦；敷贴后应密切观察小朋友的情况，如体温、精神状态、腹部软硬情况、食

欲等，但是敷贴后如果腹痛无改善，请及时就诊。

## 三、孩子拉肚子不用慌，看看你厨房里有没有这些东西

孩子突然出现拉肚子，常见的原因有受凉、吃了不干净的食物、饮食不节制。如果孩子出现轻度腹泻，即腹泻次数较平时增加或大便稀，大便无血丝，不伴有呕吐、发热、精神食欲低下等表现，家长可以在家里进行初步的处理。厨房里这些常用的食材可以帮助缓解孩子拉肚子的症状。

### （一）紫苏、生姜、陈皮

因受凉或贪食生冷导致的腹泻，除了拉肚子外，还可能出现腹痛，恶心呕吐，甚至怕冷发烧。

紫苏能解表散寒，行气和胃；生姜能解表散寒、温中止呕、温肺止咳、解毒；陈皮能理气健脾，燥湿化痰。以上三味合用，共同起到散寒行气燥湿化痰的作用。

### （二）米汤

米汤性味甘平，有益气、养阴、润燥等功效。

如果孩子腹泻程度较轻，可以用适量小米或炒黄的大米加几粒豆豉熬粥食用，在米汤中加入少许盐和糖，注意上层的米油不要浪费，既可以补充因腹泻丢失的水分，也可以预

防脱水，还有一定的养胃作用，减少腹泻次数，缩短腹泻病程时间。

如果孩子进一步出现呕吐，腹泻加重，精神萎靡、烦躁，就需要家长带孩子到医院请医生检查、及时和医生沟通。

## 四、孩子食积腹胀，中药外敷肚脐可消食化积

小儿积食是指中医的一个病症，主要是指小儿乳食过量，损伤脾胃，使乳食停滞于中焦所形成的胃肠疾患。

积食一症多发生于婴幼儿，多因吃东西不自节，或喂养不当，或过食生冷瓜果及难以消化食物，造成食物停滞于肠胃，损伤脾胃形成的。

中医贴敷疗法直接作用于体表穴位，使药物透过皮毛腠理由表及里，联络脏腑，发挥较强的药效作用。对于婴幼儿脾胃功能引起的乳食停滞、食欲不振、脘腹胀满、面黄肌瘦、大便不调及发烧、咳嗽等症有很明显的改善效果。

中药贴敷不只是药物的作用，同时通过对穴位的刺激，经络的调节作用。药物不经消化道，避免胃酸对药效的破坏作用及药物对肠胃的刺激；绕过肝脏首过效应，减轻了对肝、肾等脏器的毒性损害。

所以中药贴敷调理小儿脾胃优势在于避免了小儿服药的困难。通过药物刺激穴位和经络的作用，促进脾胃运化，减轻脾胃负担，从而增进脾胃功能正常。

提醒大家，不要轻易相信所谓能通治百病的疗法，外敷内治都各有其适应证，任何疗法都需要专业医师辨证后对症治疗。

## 五、孩子哮喘反复发作，不妨试试三伏贴

"三伏贴"是我国传统的中医特色疗法，它是根据《黄帝内经》中"春夏养阳"的原则，在一年中最热的季节，在特定穴位上进行药物贴敷，借助盛夏三伏、阳气至旺、腠理开泄之势，结合辛香温热走窜之药同气相求，将阴寒之气消灭于蛰伏状态，同时为冬季储备充足的阳气，增强体质，预防冬季呼吸道感染的发生。

小儿因为身体处于生长发育阶段，气血充盛，脏气清灵，肌肤薄嫩，皮肤吸收较成年人好，使用"三伏贴"的效果更好。

不过，小儿贴"三伏贴"，也需要注意以下各事项！如首次贴敷应密切观察宝宝局部皮肤反应情况，出现轻度痒感，属正常反应；若皮肤出现剧烈疼痛、红肿等现象，应揭掉药贴。

另外，由于孩子年龄小无法正确表述贴敷部位的感觉，且皮肤较敏感，所以不建议小于 6 个月的宝宝贴三伏贴。敷贴后家长应密切观察贴药后孩子的表情及贴敷部位皮肤的变化，每半小时查看一次为好。贴敷部位皮肤有破溃、感染、

皮疹等情况，不能贴敷。

贴敷期间，家长应尽量避免让孩子吃辛辣、寒凉、刺激性食物，海鲜、牛羊肉及生冷食品也最好不要食用。贴敷时最好穿着透气性较好、较为宽松的衣服，不要穿紧身的化纤衣物。为了防止药膏染脏衣服，贴敷当天穿深颜色衣服最好。贴敷当天要避免吹空调、风扇，不要进食冷饮。如果孩子有发热等症状，应暂停贴敷。对于第一次贴敷或者皮肤特别敏感的宝宝，家长可以事先在家里试试孩子对胶布是否过敏，如有过敏症状在贴敷前一定要告诉医生，改用防过敏胶布。

一般来说，小儿贴"三伏贴"，连续贴敷 3 ～ 5 年为一疗程，疗程结束后，可以继续贴敷，以便巩固或提高疗效。

## 六、孩子夜啼，药物外敷止哭闹

小儿夜啼，多见于新生儿及 6 个月以内的小婴儿，是一种难以查明原因的入夜啼哭不安的病状。表现为婴儿时哭时止，或每夜定时啼哭，甚则通宵达旦，但白天如常。其实，啼哭是婴儿一种本能性反应，因为婴儿没有语言表达能力，"哭"就成为他 / 她表达要求或痛苦的一种方式，如饥饿、口渴、过冷、过热、疼痛、瘙痒，或是满足哄抱需求等，均会引起孩子哭闹。但是夜啼则是种病症，中医认为，小儿夜啼系心经积热，脾脏虚寒或惊恐所致。婴幼儿夜啼的内服药物治疗多有不便，结合中医辨证分型，正确选用外治法更为便捷、安全、有效。

### （一）药贴肚脐

用丁香、肉桂、吴茱萸各等份，一起研成细末，每晚在孩子睡觉之前，取一小撮，用温水调成糊状，敷在孩子的脐眼上，然后用胶布覆盖在上面，每晚换药一次，连用 3 ~ 5 天，就可以治好小儿夜啼。这种方法适用于脾胃虚寒所致的小儿夜啼。

### （二）药敷涌泉穴

取吴茱萸、栀子各 10 克，一起研成细末，鸡蛋一个，去黄，用蛋清将药末调和，压成两个硬币大小的药饼，晚上临睡前用药饼敷在孩子双脚的涌泉穴上，用胶布固定好敷一晚上，等到第二天早上取下来就可以了。这种方法适用于有心经积热引起的小儿夜啼（图 6-2）。

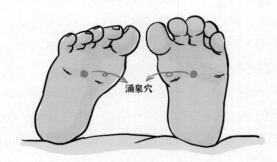

图 6-2　涌泉穴

## （三）热熨法

用干姜、小茴香各等份，研成粗末，放到铁锅里炒热，然后用纱布包裹好药末，趁热给孩子热熨，操作手法是从胃脘熨至小腹，来回熨烫就好。用这个方法的时候需要注意药包的温度控制，温度37℃～40℃，皮肤上垫棉布，温度太高容易烫伤孩子，温度太低则没有功效。药包可以多次反复使用。这种方法适用于脾胃虚寒型夜啼。

家庭中要注意夜啼儿的预防和护理。尽量保持居室安静，调节室温，避免受凉；乳母注意保养，饮食少吃辛辣厚味及不易消化之食物；脾寒夜啼者要保暖，心热夜啼者勿过暖，惊恐夜啼者要安静。但如果宝宝啼哭的同时，有发热、进食少、腹部硬胀，则要及时送医就诊。

# 第三节　推拿捏脊

## 一、按这几个地方可以缓解咳嗽，你知道吗？

咳嗽久治不愈，是很多因素导致的，有反复感染、过敏因素、胃食道反流、异物呛入气管等。在查明原因对症下药的同时，可以通过按摩穴位缓解咳嗽的症状。穴位按摩不仅有助于快速止咳，还能对咳嗽起到预防作用。相比食补方，穴位按摩操作更方便，大家找准穴位，自己在家就能做。

### （一）揉小横纹

位置：在掌面小指根横纹之下，掌横纹之上的高起部位（图6-3）。

作用：清热散结，宣肺止咳化痰。

次数：300 ~ 500次。

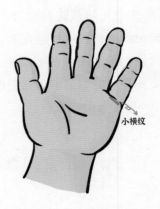

图6-3　小横纹

### （二）拿天突穴

位置：位于颈部，正中线上，两锁骨中间（图6-4）。

操作方法：用大拇指或中指，带一个弯曲度往下，穴位内下方，抠压一种力度，使患儿感到舒适。

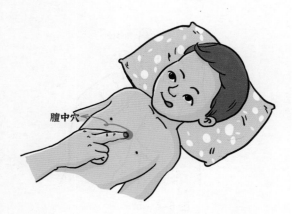

膻中穴

图 6-4　膻中穴

作用：治疗喉部炎症，止咳化痰。

次数：100 ～ 300 次

揉膻中穴

位置：两乳头连线的中点。

作用：化痰止咳，呼吸顺畅。

次数：50 ～ 100 次

## （三）清肺经

位置：无名指由指根向指尖推（图 6-5）。

作用：清肺止咳。

次数：300 ～ 500 次

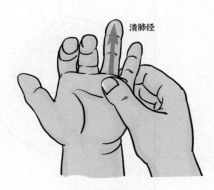

图 6-5 清肺经

## 二、孩子鼻塞，可按迎香通鼻窍

迎香穴作为小儿推拿运用最广泛的穴位，在孩子鼻塞的时候，我们可以通过按揉迎香穴，来帮助宝宝缓解症状。

为啥叫迎香穴呢？知香臭者，鼻也。迎，便是迎接的意思。大家可以将此穴理解为大堂中时刻保持微笑迎接来宾的侍者，它可是一家店的门面，地位很重要。说白了，原来鼻塞的时候闻不到香味，现在一按这个穴位就能闻到了。

中医认为此穴能治鼻塞，开通鼻窍，是治疗鼻炎的第一要穴，从医学的角度讲，按摩迎香穴，可有效地改善局部及其临近组织的血液循环。

那么，迎香穴在什么位置，我们先要找清楚，取穴的时候保持正坐位，用手指从鼻翼沿着鼻唇沟向上推，到鼻唇沟中点处可以摸到有一个凹陷的地方，如果按下去有些许酸胀的感觉，那就是迎香穴了（图6-6）。

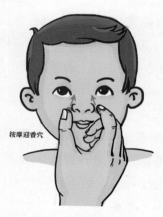

按摩迎香穴

图6-6 迎香穴

家长操作时，让孩子正坐在自己面前，如果婴幼儿可以取平卧姿势，然后家长用拇、食两指在鼻翼两侧自上而下推摩3分钟，再重点揉压迎香穴1分钟，当鼻腔有热感时气息就通畅了。每隔2～3小时做一次，可有效缓解鼻塞。

## 三、孩子腹胀不消化，推拿按摩有奇效

中医认为，脾主运化，胃主受纳，二者一纳一运，纳运相成，共同完成食物的消化吸收。二者有一方功能失调，就会导致脾胃失和，出现脘腹胀满等症状。此外，脾胃是人体

气机升降的枢纽，脾主升、胃主降，升降协调，斡旋气机，才有利于体内气机运转的通畅。

小儿脏腑娇嫩，形气未充，脾胃功能尚不完善，所以饮食不当势必导致食积胃脘，从而出现腹胀的症状。推拿是一种很不错的方法，正确的推拿手法不但可以缓解腹胀，还能帮助宝宝转移注意力，下面就来教教大家小儿腹胀推拿手法。

## （一）补脾经150次

将小儿拇指屈曲，沿着拇指的侧面从指尖一直推到指根，推100 ～ 300次，称为补脾经。补脾经能有效健脾养胃，调理肠道，对于腹胀，腹泻，消化不良，食欲缺乏等症有很好的缓解作用（图6–7）。

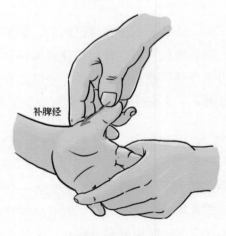

补脾经

图6–7　补脾经

## （二）清大肠 200 次

大肠经位于食指桡侧（近拇指一侧），自指尖至虎口（食指与拇指在手掌部衔接处）呈一直线处，推拿的时候以拇指侧面或指肚在穴位上做直线推动。清大肠有助于消食导滞，清利肠俯，主治小儿腹胀，虚寒腹泻，大便棉结，脱肛等症。

## （三）顺运内八卦 100

以拇指或中指指端在掌心内劳宫周围做弧形或环形推动，运 100 ~ 200 次，顺运内八卦有宽胸利膈，降气平喘的作用，主治小儿腹胀，咳嗽，痰喘等病症（图 6–8）。

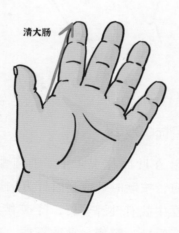

清大肠

图 6–8　清大肠

## （四）揉板门 200 次

以手指指肚在手掌面大鱼际平面，按顺时针或逆时针方向旋转揉动，揉 100 ~ 200 次。揉板门有健脾和胃，消食化积作用，主要用于治疗小儿腹胀，食积，呕吐，泄泻，食欲不振，气喘，嗳气等病症（图 6-9）。

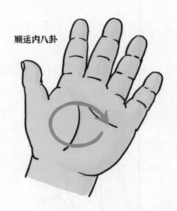

图 6-9　顺运内八卦

## （五）揉中脘 100 次

用手指指肚在肚脐往上 4 寸，于胸骨体下缘到肚脐正中线连线中点，按顺时针或逆时针方向旋转揉动，按揉 50 ~ 100 次。揉中脘有健脾养胃，降逆利水作用，主治小儿腹胀，泄泻，呕吐，腹痛，食欲不振，食积，嗳气等症（图 6-10）。

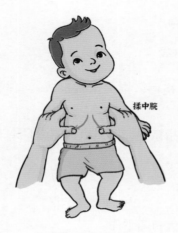

图6-10 中脘

## 四、孩子脾胃虚弱，推拿按摩来帮忙

中医认为脾为后天之本，气血生化之源；胃为太仓，水谷气血之海。有道是：脾胃不好百病生。脾功能的强弱，直接关系到人体生命的盛衰，脾胃功能良好，则气血旺、体格壮；脾胃虚弱，百病丛生，如会反复感冒、咳嗽、腹泻、便秘、厌食等症状。很多时候，调理脾胃或许才是关键。

脾虚的宝宝常表现为不思饮食，常便秘或腹泻，体质差易感冒，个子较同龄人瘦小，体内的湿气大痰湿重，容易经常流口水，睡时露睛，面黄肌瘦，四肢无力等。

小儿推拿改善儿童脾胃虚弱具有较好的疗效，可以对以下穴位进行推拿调理。

### （一）补脾经

定位：拇指桡侧，指尖至指根成一直线或拇指末节螺纹面。

操作：将拇指微屈，沿拇指桡侧缘自指尖推向指根，为补脾经。

### （二）揉板门

定位：手掌大鱼际平面。

操作：拇指或食指指端揉称揉板门。

### （三）掐揉四横纹

定位：在手掌面，食、中、无名、小指第一指尖关节横纹处。

操作：拇指甲依次掐揉，称掐、揉四横纹（图6-11）。

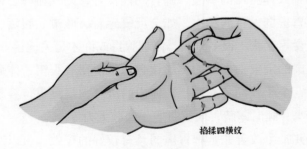

掐揉四横纹

**图 6-11　四横纹**

## （四）捏脊

定位：大椎至长强成一直线。

操作：双手用捏法自下而上称为捏脊，每捏三下将背脊提一下，称捏三提一法；捏之前先在背部轻轻按摩几遍，使肌肉放松。

小儿推拿是建立在中医学整体观念的基础上，以阴阳五行、脏腑经络等学说为理论指导，运用各种手法刺激穴位，使经络通畅、气血流通，以达到调整脏腑功能、治病保健目的的一种方法，对小儿体质调理、小儿常见病症的治疗等有良好的作用。小儿推拿的传承，不仅是传统文化的发扬，更是对科学育儿方式的推动，是关爱小儿成长的重要部分。

## 五、孩子呕吐可取内关按摩

呕吐是胃不舒服时的一个症状，缓解呕吐症状，最有效的方法就是按摩内关穴，内关穴对止呕有很好的效果。

首先，我们来认识一下内关穴吧。

内关穴的位置：腕横纹上 2 寸，掌长肌腱与桡侧腕屈肌腱之间。简便取穴法：将右手三个手指头并拢，把三个手指头中的无名指，放在左手腕横纹上，这时右手食指和左手手腕交叉点的中点，就是内关穴。为说明确切位置，可以攥一下拳头，攥完拳头之后，在内关穴上，能看到两根筋，内关穴就在两根筋中间的位置（图 6-12）。

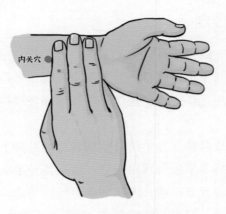

图6-12 内关穴

当孩子积食、受凉呕吐时，可用中指压内关穴止呕，约一分钟即止呕吐。但如果小孩持续发热、喷射性呕吐、头颈部强直，则要及时送医就诊。

## 六、小儿惊厥发作可取穴推拿

惊厥俗称惊风，是儿科一种常见的疾病，主要是以抽搐，神志不清楚为主要表现，这种疾病在任何季节都可以发生，一般是6岁以下的小孩子更容易发生，年纪越小的小孩子，发病率就会越高。这种疾病变化速度很快，病情危险，严重的会影响到小孩子的生命。

如果宝宝突发惊厥，在送宝宝去医院的路上，我们也可以自救，首先保持呼吸道畅通，及时清理口腔内的分泌物，同时可以选取下面的穴位治疗。

（1）急救穴之一：掐人中。

手握空拳，伸直拇指，指腹紧贴于食指桡侧。用拇指指甲逐渐用力，垂直掐压穴位，掐时缓缓用力，切忌猛然用力。（注意不要掐破皮肤，掐5次或醒后即止）可用于急救、惊风、昏厥、抽搐等症状。具有开关通窍、镇惊作用。

（2）急救穴之二：掐十王。

十指甲根两侧（甲根两侧0.5分处）手握空拳，用拇指和食指指甲逐渐用力，掐时缓缓用力，切忌猛然用力（图6-13）。

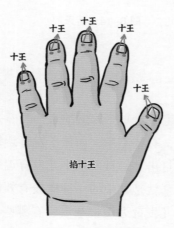

图6-13　掐十王

（3）急救穴之三：清天河水。

用食、中二指面自腕部推向肘，称清（推）天河水（300次），可用于发热引起的惊厥状态（图6-14）。

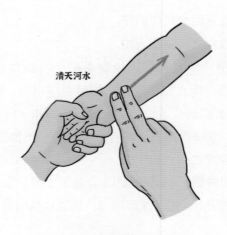

清天河水

图 6-14　清天河水

## 七、孩子发育迟缓，试试按摩这些地方

　　健康聪明的宝宝是每个家庭的宝，当然并非所有的家庭都有如此的幸运，有些不幸，如孩子发育迟缓，对于家庭来说是一个沉重的打击。一旦发现小儿发育迟缓，要及时进行干预，调整。推拿就是其中的一种比较有效的方法，下面我们一起了解下小儿发育迟缓推拿手法有哪些。有些 1～3 岁的儿童，存在着发育迟缓、先天不足的症状，表现为体重、身高低于同龄儿童，说话晚，1 岁多了不会叫爸、妈，注意力不集中，多动，白天晚上都遗尿等症状。中医推荐用以下这些方法来治疗小儿发育迟缓。

（一）推拿百会穴、四神聪（图6-15）。

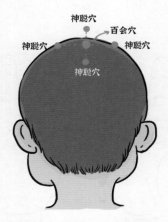

图6-15　百会穴、四聪穴

（二）补脾经2分钟、清肝经2分钟（图6-16）

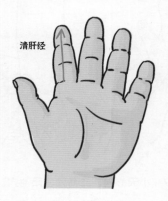

图6-16　清肝经

（三）捣小天心3分钟、揉二马5分钟、阳池1
分钟、推三关2分钟（图6-17）

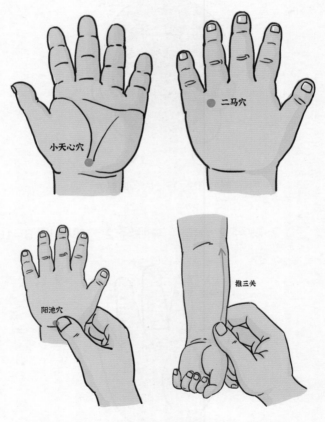

图 6-17　小天心穴、二马穴、阳池穴、推三关

（四）捏脊 3 遍、点揉华佗夹脊穴。

7 天一个疗程，休息两天进行下一个疗程，坚持做下去，效果显著。

以上就是 4 个治疗小儿发育迟缓的推拿按摩步骤了，小儿发育迟缓，家长们一定要耐心引导，查明原因这样才能更好地让小儿发育正常。

## 八、捏脊做得好，孩子生病少

什么是捏脊？捏脊是指用指法连续捏拿脊柱部肌肤，以防治疾病的一种推拿方法，属于小儿推拿术的一种。

人体背部的正中为督脉，督脉的两侧均为足太阳膀胱经的循行路线。督脉和膀胱经是人体抵御外邪的第一道防线。通过捏脊疗法，可以疏通经络，达到调整脏腑的作用。

该疗法比较适合应用于小儿脾胃虚弱所引起的疳积、消化不良、厌食、慢性腹泻、呕吐、便秘，或者肺气虚引起的慢性咳嗽、哮喘缓解期等慢性疾病。

对于健康的孩子，捏脊可使其五脏六腑功能更快地完善，并可通过提升其脏腑功能和加强全身气血运行间接达到增智的效果。

此外，对于小儿的一些怪癖如特别胆小、爱哭，咬指甲，脾气暴躁等也有明显改善的效果。

捏脊的方法：拇指指腹与食指、中指指腹对合，拇指在后，食指、中指在前，两手沿脊柱两旁，由下而上连续地挟提肌肤，边捏边向前推进，自尾骶部长强穴开始，一直捏到项枕部大椎穴为止，一般重复 5 遍，一般每天或隔天捏脊 1 次。

在捏脊的过程中，用力拎起肌肤，称为"提法"。每捏 3 次提一下，称"捏三提一法"；也可以单捏不提。其中，单捏不提法刺激量较轻，"捏三提一法"手法较重。

注意事项：

捏脊时，最好是晨起时或晚睡时捏脊，不要在饭后一小时内捏脊，不要在小儿哭闹或睡着时捏脊。

施术时室内温度要适中，手法宜轻柔。若以预防保健为主，可每日一次，每次三至五遍，可"五捏一提"，亦可单捏不提。

体质较差的小儿每日次数不宜过多，每次时间也不宜太长，以 3 ~ 5 分钟为宜。

当小儿出现如感冒、咳嗽、发热、急性腹泻等急性疾病时，不适宜行捏脊疗法，可在专业医师诊疗后，采取相应的推拿方案，行捏脊疗法。

## 九、高热可以按摩这些穴位

中医认为高热多属外感邪毒，或内伤七情等，造成脏腑阴阳气血失调，体温升高为主要临床特征的多种急性发热综合征。除了吃退烧药，可以选择中医按摩来退烧，下面我们就来看看按摩哪里可以缓解发烧。

天河水（要穴）：尺、桡沟从远端至近端用布擦，用温水或凉水（也就是把手伸直，手掌向上，从手腕到手肘中间的沟）。位置：前臂内侧正中，自腕横纹至时横纹呈一直线。

操作：用食、中二指腹自腕横纹推向肘横纹，约推100～500次。主治：发热，烦躁不安，口渴，口舌生疮，惊风等一切热证。

清肺经：手无名指腹，两只手都有，都要按摩，从手指近端向远端推。位置：无名指掌面。

操作：

（1）补肺经：在无名指面上旋推，约补200～400次。

（2）清肺经：面向指根方向直推，清200～400次（图6-18）。主治：发热，咳嗽，气喘，胸闷，咽喉肿痛等。

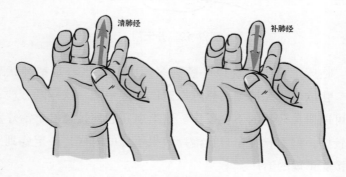

图6-18　清肺经

（3）开天门：用拇指推印堂至发际（推到发红，不要把宝宝的皮肤推破）（图6-19）。

穴位：天门（攒竹）位置：自两眉中间至前发际呈一条直线。操作：用两拇指面自眉心起，交替向上直推至前发际，推30～50次。主治：感冒发热，头痛，精神萎靡，惊风等。

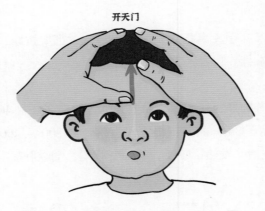

图6-19　开天门

临床上小孩发烧以外感为多，所以小孩若是精神状态好、食欲可、无持续高热可以试试上述手法，这样既方便，也可以避免药物的不良反应。这类患儿起病较急推拿治疗效果较好，但家长在家自行治疗效果不佳的时候，一定要到医院接受正规的治疗。

由于小儿的体质不同，病情变化比较复杂，故小儿推拿必须结合时令、气候和症候表现的差异加以辨别和处理。另外，小儿要注意随天气变化加减衣服，以防感冒发烧。发烧时要多饮水，饮食宜清淡。

# 第四节　艾灸

## 一、小儿体弱多病，艾灸三里健体魄

小儿具有脏腑娇嫩、形气未充的生理特点，五脏六腑功能均有不足，其中以肺、脾、肾三脏最为突出。且小儿冷暖不能自调、饮食不能自节，故易受六淫侵袭，内易被饮食所伤。另外，现代社会小儿多食生冷，尤其是夏季，寒凉饮食入口，小儿脾胃运化能力较弱，容易导致寒湿内盛，从而影响脾胃功能，脾胃为后天之本，气血生化之源，脾胃受损则其他脏腑濡养不足而变生他病。因此小儿若养护不当，容易出现抵抗力下降，脏腑功能不能正常发育。

体弱多病的孩子，除了在日常生活养护方面多注意以外，还可以通过艾灸特定的穴位调节孩子的免疫力，增强抗病能力。

其中足三里是一个重要的穴位。

中医认为，人以胃气为本，胃气强则五脏俱盛，胃气弱则五脏俱衰。经常艾灸足三里，是养护胃气的一个好方法。

足三里在小腿前外侧，髌骨下凹陷处往下 3 寸，小腿胫骨外侧缘与小腿胫骨前缘 1 横指外的交点就是足三里。

足三里穴有调节机体免疫力、增强抗病能力、调理脾胃、补中益气、通经活络、疏风化湿、扶正祛邪的作用，能治疗消化系统的常见病。尤其适用于因脾胃虚弱导致的消化不良、便秘、腹泻、食欲差、生长发育迟缓、易感冒的孩子。

## 二、小儿寒性疾病，艾灸可以祛寒气

小儿出现寒性疾病的原因有二。一是外受寒邪或恣食生冷；二是素体为寒性体质。前者多由天气变化、穿衣不当或饮食失调导致，后者多因先天禀赋不足、母体虚寒和（或）后天失养。

寒性疾病大多表现出"寒"的特性。常见恶风寒、流清涕、咳嗽痰白、腹痛腹泻喜温等症状；平时怕冷喜暖，遇寒则生病或原有疾病加重，脸色通常偏白，舌淡苔薄白或白腻。

《黄帝内经》有"寒者热之"的说法，即寒性疾病当用温热的治疗方法。

艾叶，辛、苦，温。具有理气血、逐寒湿的功效，《本经别录》称"主灸百病"。

艾灸是借艾火的纯阳热力和药力给人体以温热性刺激，

艾条燃烧产生的热量会渗透皮肤深达里层，产生循经感传现象，气血在强大的热流推动下，冲破瘀阻点，使"气至病所"；此外温热还能促进药物的吸收，将艾绒本身的药效、艾条中其他添加药材及间隔物的药效充分发挥出来。

综上，根据孩子的不同的疾病和体质特点，通过艾灸特定的部位可以达到祛湿散寒、通经活络、理气活血的作用，并从根本调理脏腑功能。

## 三、小小耳穴，让孩子爱上吃饭

孩子不吃饭的原因有很多，排除喂养及饮食习惯的因素后，常见的有脾胃虚弱、饮食积滞、感受实邪。

脾胃为后天之本，中运之轴。脾胃虚损，则恶闻食臭，不思饮食。

饮食不节则脾胃消化功能障碍，饮食停积于中焦，使胃气受伤，胃气腐熟水谷功能受损，则不思饮食。

外感之邪客胃，使脾胃消化吸收功能障碍，尤其是感受湿邪，湿性黏腻，且脾恶湿，湿多则能郁遏脾阳，使脾运受损，胃气不开则不思饮食。

因此，孩子不爱吃饭总与脾胃相关，或脾胃素虚，或因邪气影响脾胃功能。因此，通过恢复脾胃的正常运化功能可以增强孩子的食欲，以保证孩子的健康成长。

中医认为，人的五脏六腑均可以在耳朵上找到相应的位置，当人体有病时，往往会在耳郭上的相关穴区出现反应，刺激这些相应的反应点及穴位，可起到防病治病的作用，这些反应点及穴位就是耳穴。

不爱吃饭的孩子可以通过刺激耳穴的方式，调理脾胃功能。根据耳穴治病理论，按脏腑经络辨证结合现代医学及临床经验选取不同穴位，如内分泌、脑垂体、脾、胃等，刺激激发经络之气，增强孩子食欲。

## 四、春捂秋冻可防病？

"春捂秋冻，不生杂病"是一条养生谚语，其意思是春天不要急于脱掉棉衣，秋天也不要刚见冷就穿得太多，适当地捂一点或冻一点，对于身体的健康是有好处的。

这句话是有一定科学道理的，春季的时候，自然界的阳气向外展发，树木的根须迅速向下伸展，树木的枝叶迅速地向上展放，营养向根的末梢输送，向枝条末梢输送。所以人在春天应当顺应自然规律，适当减少睡眠，使自己的阳气尽快展发出来，因为睡眠时阳气是内敛潜藏的。还不要过早脱冬装、减衣服，这叫"春捂"。

秋季是要让阳气内收。你如果过早地在秋季穿上保暖的冬衣，结果体表的小血管还在扩张，阳气就收不进去，所以秋天不要过早地加衣服，穿冬装，但脚要保暖，要穿袜子。身上适当少穿点，直到天冷了，身上血管都收缩了，阳气内收了，再换上比较暖和的衣服，这就是春捂秋冻百病少生的道理。

不过，凡事皆有个度，我们可以适当的"春捂秋冻"，但是要保证自己的体温经常保持在 37℃左右，体温太高或太低，都会使人体生理功能受到损害。如果春末和深秋，仍捂得很多或穿得过于单薄，这样的"春捂秋冻"就过分了。

"春捂秋冻"其实是提醒人们注意加强保健措施，注意饮食起居，与气候变化相适应，以保证身体健康。

## 五、小儿夏季感冒可用中药浴

夏季感冒是指在夏季体内有内热痰湿，身体突然着凉引起的感冒。由于夏季闷热，相对湿度比较大；小儿寒暖不能自调、饮食不能自行控制，往往贪凉喜冷，常吹空调、吃冷饮，则受寒的概率也随之上升，使体内的暑湿邪气被风寒所遏制，从而导致感冒。当孩子感冒时，我们可以选择中医外治法来做治疗。小儿中药泡浴在中国历史悠久，据史书记载自周朝开始就流行小儿药浴。中药浴即中药煎水后洗澡，小儿肌肤柔嫩，皮肤角质层不如成年人发达，皮肤的渗透作用较强，有利于发挥中药浴的疗效。

首先要根据中医辨证的不同，辨明孩子是属于哪类感冒。夏季感冒一般可分为"暑湿感冒"和"暑热感冒"两种。

暑湿感冒主要表现为发热，偶尔怕风，少汗，肢体酸重疼痛，头昏重而胀痛，身重倦怠，鼻塞流涕，咳嗽，胸闷，恶心呕吐，口中黏腻，口不渴或虽口渴但不想多喝水，心烦，大便不爽，小便赤，舌苔黄腻等。

暑热感冒主要表现为发热，偶尔怕风，汗出热不退，心烦，口渴，咽喉痛，流稠涕，咳脓痰，苔黄等。

暑湿感冒的孩子可选用薄荷、竹叶、香薷、藿香、金银花、连翘、苏叶、白扁豆等辛凉芳化的中药在专科医生指导下用药。

暑热感冒的孩子可选用薄荷、贯众、金银花、连翘、生石膏、荆芥、柴胡、竹叶等清热解毒透邪的中药在专科医生指导下用药。

## 六、小儿腹泻可用鬼针草足浴

鬼针草味苦，性微寒。归肝、肺、大肠经。是民间常用的中草药，广泛分布于全国各地，各地的叫法不同，叉叉苗、丫婆子、粘娘子都是它。鬼针草有清热解毒、消肿镇痛，活血散瘀，调气消积的功效，可以用来治疗阑尾炎、肾炎、胆囊炎、肠炎、细菌性痢疾、肝炎、腹膜炎、呼吸道感染、扁桃体炎、喉炎、闭经、烫伤、蜈蚣咬伤、跌打、皮肤感染、小儿惊风、疳积等症。

对于小儿单纯性消化不良引起的腹泻，可采用鬼针草煎汁洗泡双脚，取鲜鬼针草 6 ~ 10 棵加水浸泡后煎成浓汁，连渣倒入盆内，熏洗患儿两足，腹泻轻者每日熏洗 3 ~ 4 次，较重者熏洗 6 次。1 ~ 5 岁洗脚心，5 ~ 15 岁洗至脚面，腹泻严重者，熏洗部位可适当上升至腿。

　　但是，用草药足浴只是在孩子腹泻不严重情况下，精神状态好，食欲可，大便次数不多、无血丝黏液脱水状态下采取的治疗方法，要是宝宝腹泻比较严重的话，必须经专业的儿童医院专业医师的指导进行治疗。同时，要多关注孩子的饮食状况，做好护理。